眼圧を下げるには？
失明を避けるには？

緑内障について

平松類先生に聞いてみた

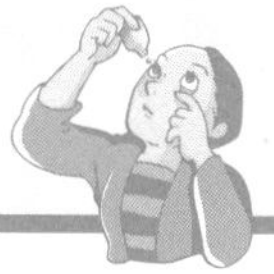

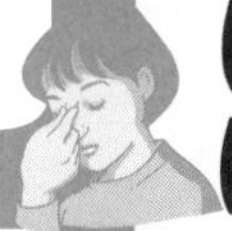

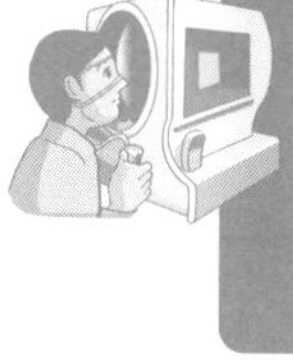

眼科医／医学博士
平松 類

Gakken

はじめに

正しい知識を身につければ失明は防げる！

「緑内障」という病気について問われると、多くの人はこう言います。

「失明する可能性がある目の病気ですよね？」

確かに緑内障は、日本人の失明原因の第1位とされる病気ですので、間違ってはいません。しかし、緑内障についての正確な認識とはいえないと思います。緑内障の専門医である私が同じことを問われたとしたら、次のように答えるでしょう。

「症状が進行してから見つかるなどでなければ、普通の緑内障の患者さんは適切に治療を受けることにより失明を避けられます。多めに見積もっても、**失明してしまうのは100人にひとり**くらいでしょう」

そうです。**いまや緑内障は怖い病気ではない**のです。

およそ2500年前に生まれたとされる古代ギリシャの医師・ヒポクラテスの書に、緑内障についての記述があります。

「目が地中海のように碧《あお》くなり、失明する」

諸説ありますが、「緑内障」という病名の語源のひとつともされています。

昔の日本人は、緑内障のことを「青底翳《あおそこひ》」と呼びました。「底」は目の奥の眼底を指し、「翳」は「かげ」のことです。つまり、眼底に問題が生じて視界がかげるという意味で、ほぼ正確なネーミングといえそうです。

しかし、目の水晶体が実際に白く濁る白内障とは違い、緑内障になっても目が青くなったり、緑色になることはありません。

また、適切に治療していれば失明は避けられますが、いまでも緑内障が難しい病気であることに変わりなく、**現代医療では、緑内障の症状を改善することはできない**のです。詳しくは本編で解説しますが、緑内障によって一度失った視野を元に戻すことは、不可能なのです。

大切なのは、現在残されている視野を温存し続けることです。

そのためには、早期発見と適切な治療を受ける必要があります。

毎日、診察室でお会いする患者さんの一人ひとりのことが、私には他人事ではありません。なぜなら私自身も緑内障を発症するリスクが低くないからです。

私の両親はともに緑内障の患者で、現在も治療を続けています。家族や親類に緑内障の患者がいる人は、そうでない人に比べて発症リスクが高くなることがわかっています。

つまり、私も緑内障リスクを抱えて生きていることは間違いありません。

それでも、私は「緑内障は怖い病気ではない」とくり返し申し上げたいのです。

本書を読めば、なぜ私がそう言い切れるのかをご理解いただけるはずです。

これは、すべての病気に共通して言えることだと思いますが、治療の最終目標は、病気を治すことではありません。**治療によって、患者さんの人生が幸福になること**こそが、最終かつ最大の目標なのです。

緑内障治療でいえば、文字通り患者さんの生きる世界に明るい光が満ち続けること、このことが日々私が診療に励む意味であり、使命でもあります。

本書によってひとりでも多くの人が幸福になることを祈ります。

二本松眼科病院　副院長　平松類

眼圧を下げるには？　失明を避けるには？
緑内障について平松類先生に聞いてみた

目次

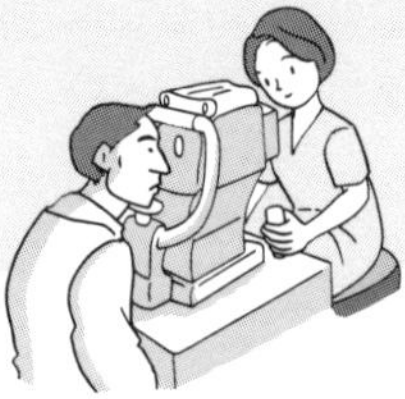

第1章 緑内障のそもそものしくみを教えてください！

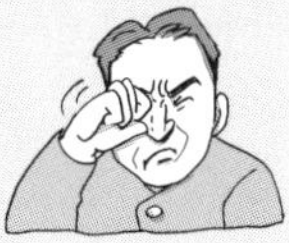

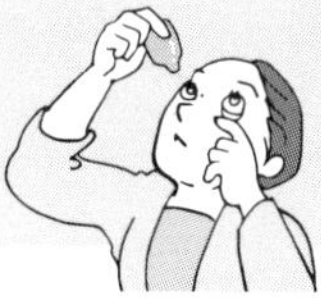

第2章 結局、眼圧を下げるにはどうしたらいいんですか？

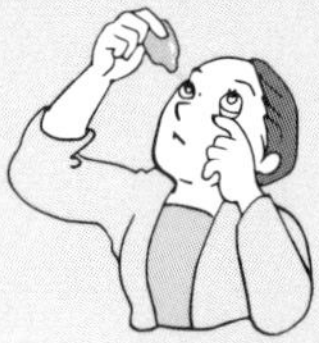

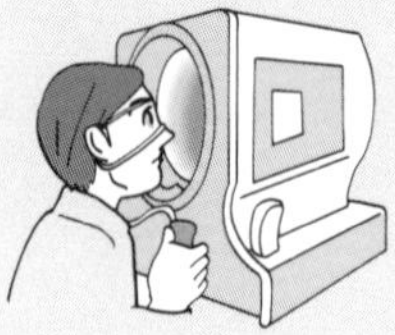

第3章 毎日の生活で気をつけることはありますか？

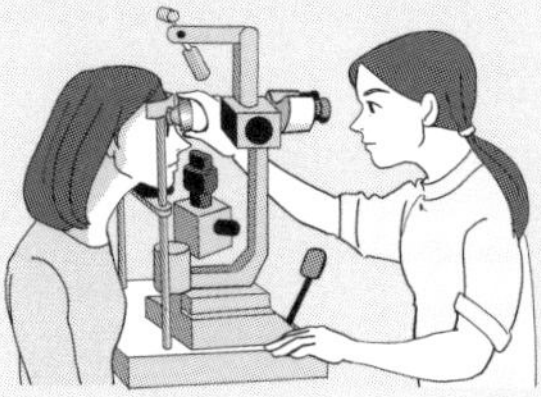

第4章 緑内障を食い止めるための診察・治療・検査を教えてください

[参考文献]
『緑内障 自分が患者ならこう対処! 名医が教える最新1分習慣大全』(中元兼二ほか著、文響社)、『緑内障 視神経乳頭陥凹拡大 眼科の名医10人が教える最高の克服法大全』(相原一ほか著、文響社)、『改訂新版 緑内障の最新治療』(平松類著・植田俊彦監修、時事通信社)、『自分でできる! 人生が変わる緑内障の新常識』(平松類著、ライフサイエンス出版)

[STAFF]
構成　西田貴史
カバー・本文イラスト　micano
カバー・本文デザイン　山之口正和+齋藤友貴(OKIKATA)
DTP　松田剛+大朏菜穂(100millibar Studio)
校正　山本尚幸

第5章 「手術しましょう」と言われたのですが……

強度近視、緑内障の人は確認しておきたい盲点チェック

盲点チェックは片目ずつおこないます。これは、右目の盲点チェックをする場合のやり方です。

1

両腕を前に伸ばし、両手の人差し指を立てて、指先が目線の高さにくるようにする

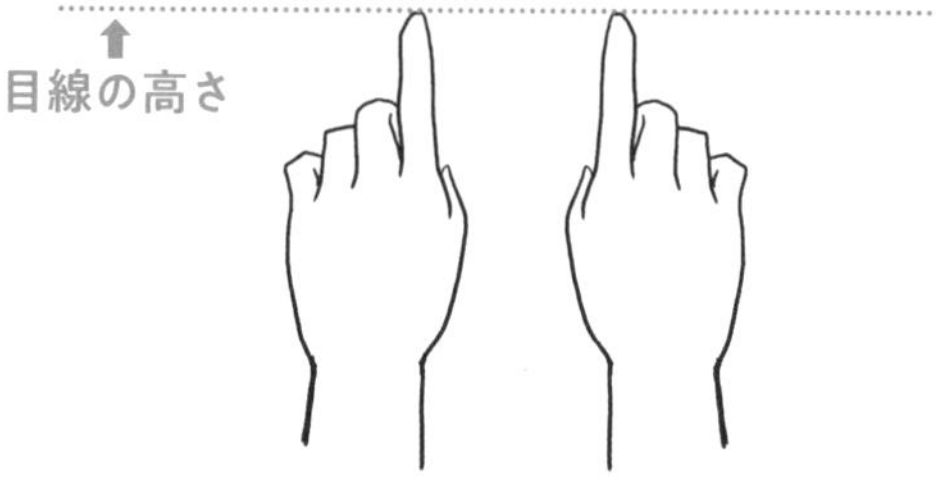

2

左目を閉じる
（左目をチェックする場合は、右目を閉じる）

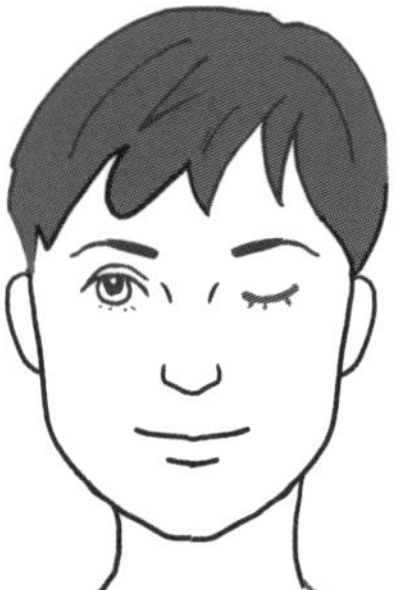

3 右目で左手の人差し指の指先を見つめたまま、右手をゆっくりと右方向にスライドさせる

（左目をチェックする場合は、左右を逆におこなう）

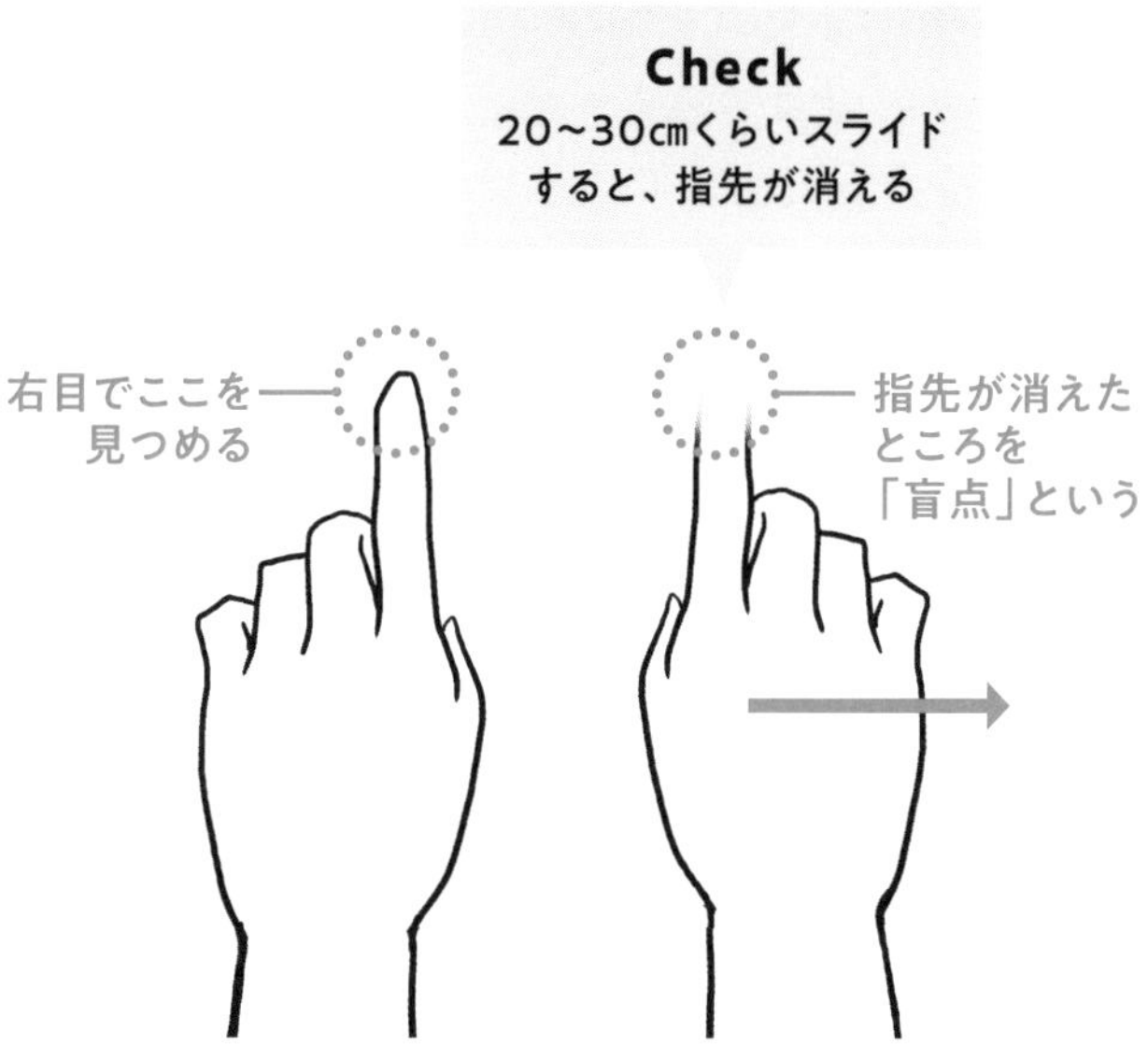
Check
20〜30㎝くらいスライドすると、指先が消える
右目でここを見つめる
指先が消えたところを「盲点」という

緑内障は、視野が欠ける病気ですが、普段は脳が補ってくれるので視野欠損はなかなか自覚できません。そこで、この「盲点」を利用すれば、緑内障による視野欠損をイメージしやすくなります。

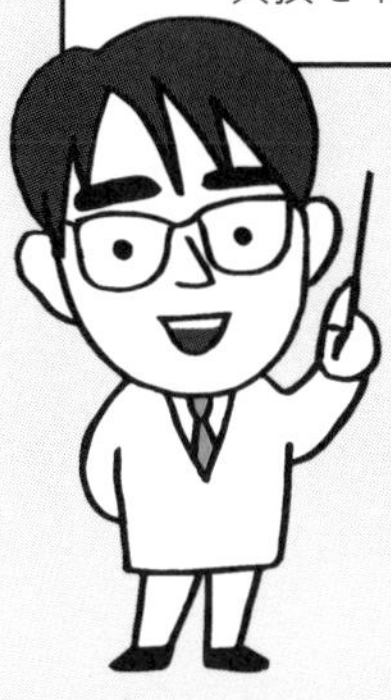

定期的にチェックしてみて、盲点が拡大している場合は、視神経がダメージを受けている可能性があるので、早めに眼科を受診しましょう。

カレンダーでの視野チェック

視野チェックは片目ずつおこないます。これは、右目の視野チェックをする場合のやり方です。

1

カレンダーを壁にかけ、30㎝程度離れて立つ。左目をふさぎ、カレンダーの中心を見つめる（左目をチェックする場合は、右目をふさぐ）

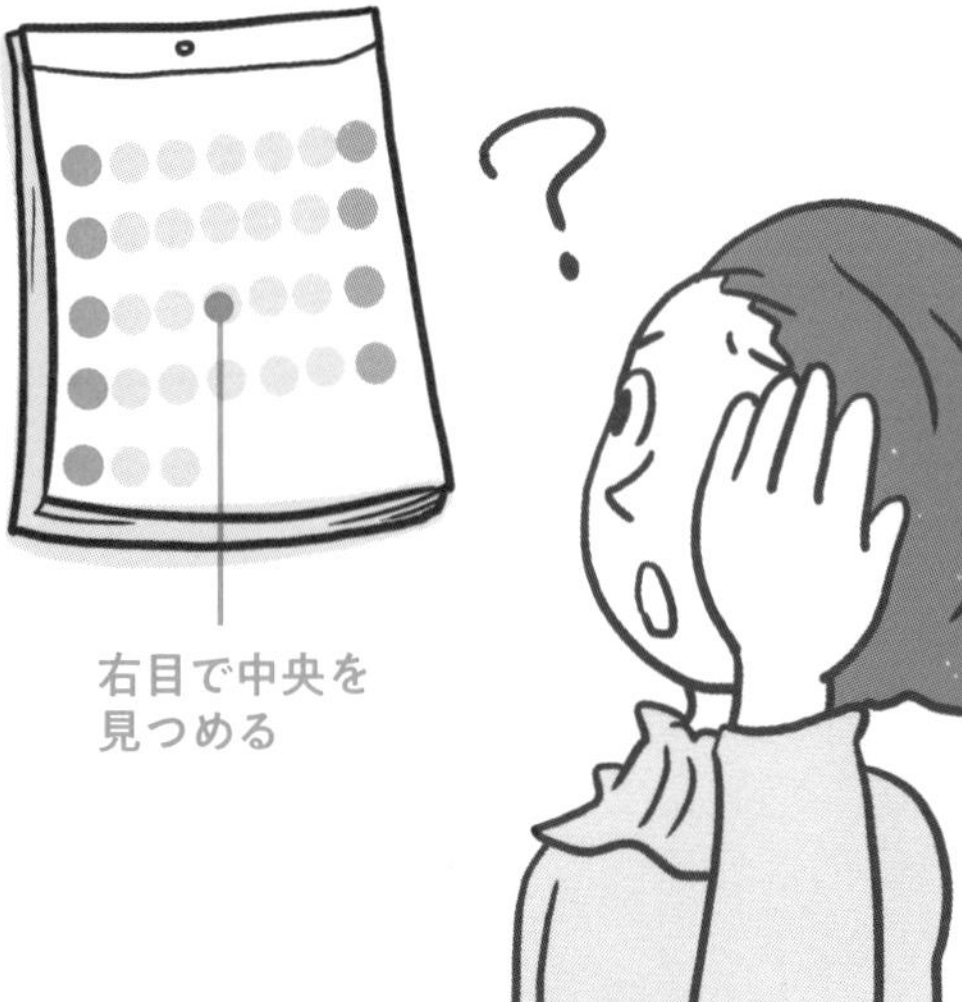

2

目を動かさずに中心を見つめたまま、周囲がはっきり見える部分、ぼんやり見える部分、見えない部分があるのを確認し、これまでと比較する

Check
なるべく毎日、少なくとも週1回はチェックする

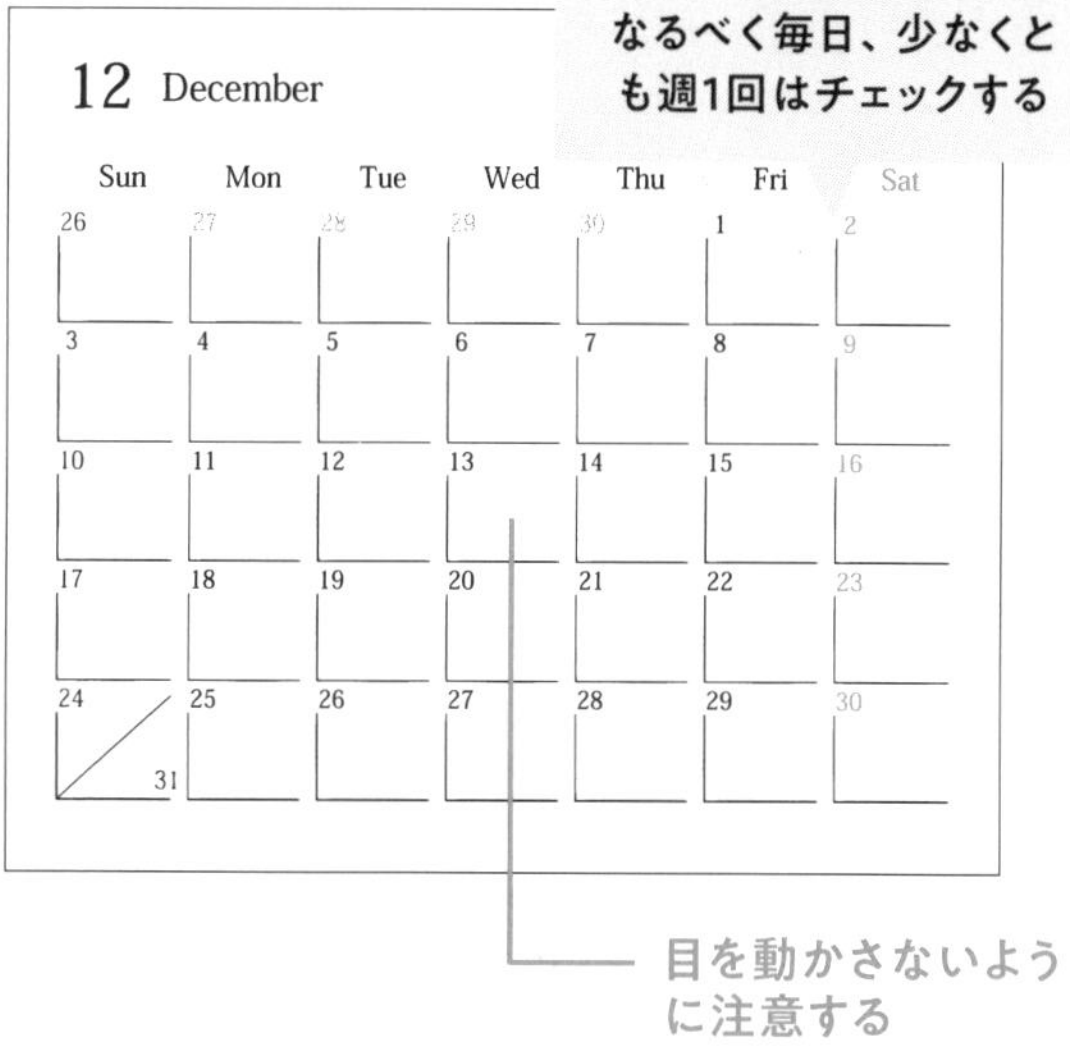

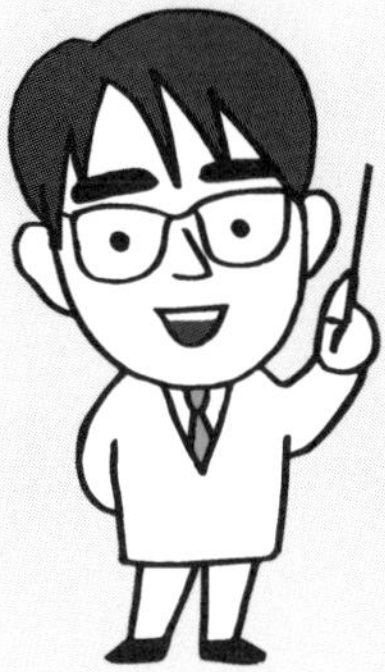

このチェックでは、数字がはっきり見えるかどうかは気にしなくてOKです。中心を見つめながら、周囲の見えない部分の位置や範囲を確認し、前回のチェックと比較しましょう。現状の確認や進行度合をチェックできます！

column 1

視野と視力の違いとは？

　詳しくは28〜29ページで解説しますが、視野とは、目を動かさずにまっすぐ見たときの「見える範囲」のことです。一方、視力とは、視野の中心部である中心視で見たものを「識別する能力」のことです。中心視を外れると、有効視野ではほぼ明瞭に識別することができますが、周辺視野になると形や色などを明瞭に認識することはできなくなります。

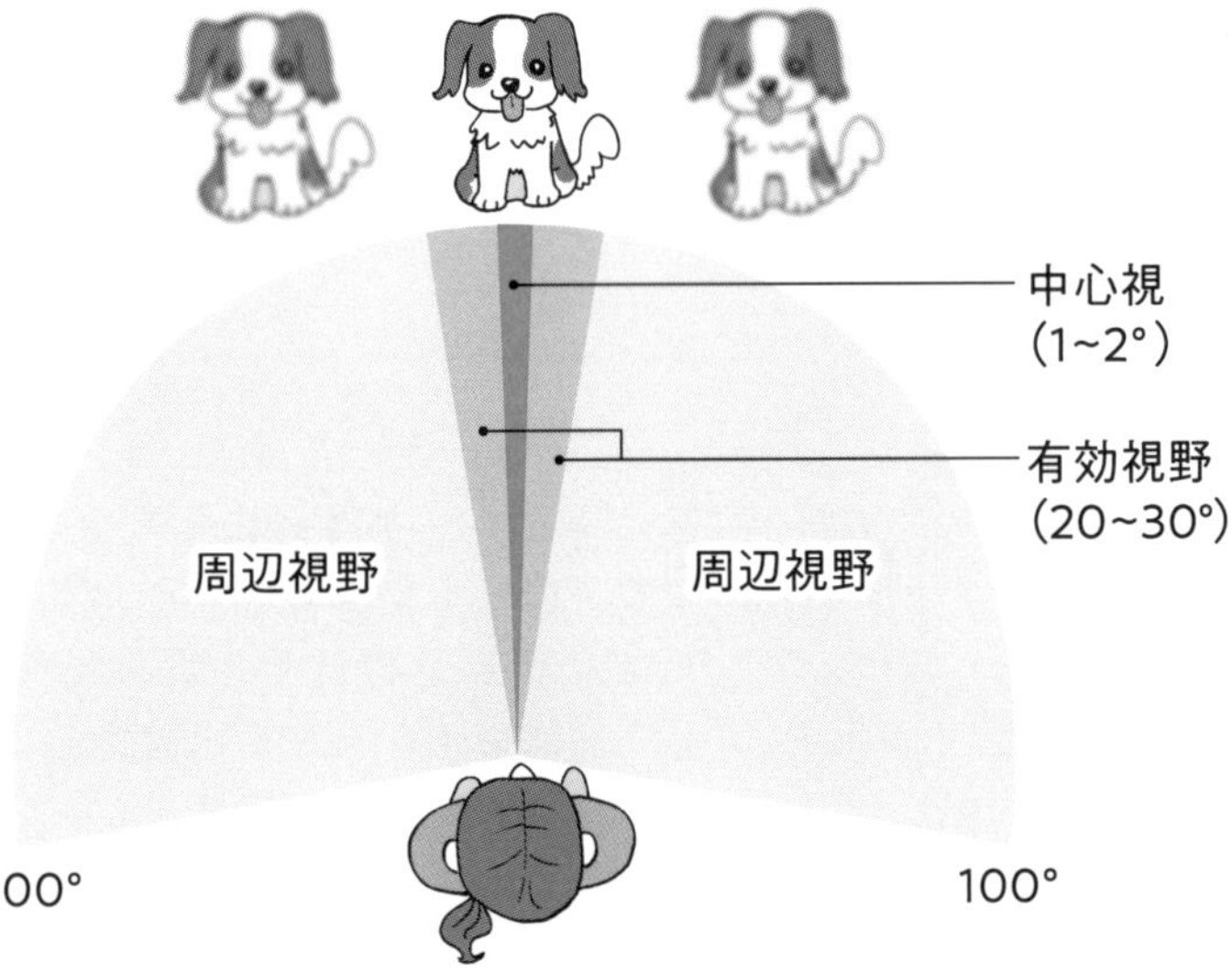

中心視
(1~2°)
有効視野
(20~30°)
周辺視野
周辺視野
100°
100°

第 1 章

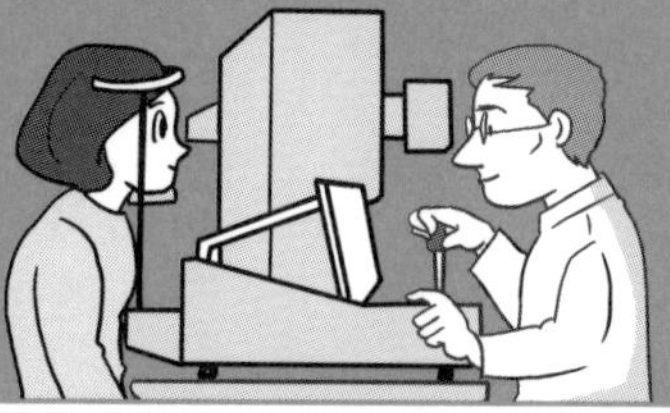

緑内障のそもそものしくみを教えてください！

そもそも緑内障とは、どんな病気なのか？　失明するのか？　どのように症状は進行し、治ることはあるのか？　などの疑問について解説します。

この章のポイントを平松先生のYouTube動画でチェック！

失明する可能性は？

なぜ緑内障になった？

世代別の治療方針とは？

そもそも緑内障ってなんですか？

視野欠損により目が見えにくくなる病気

緑内障とは、目で見た情報を脳に連絡する**視神経**が傷つくことで、視野が部分的に欠けてしまう病気です。治療をせずに放置すると、視野の欠損が広がり、目が見えにくくなります。

視神経にダメージを与える原因は、眼球内の血流の低下、加齢による機能の低下、視神経の脆弱性、眼圧の上昇など、さまざまです。特に**眼圧の問題は、緑内障の進行具合に影響する最大の原因**といわれており、基本の治療法は「眼圧を下げる」ことに尽きるといっても過言ではありません。

名前のせいで混同されやすいのですが、緑内障と**白内障**は、まったく異なる病気です。

白内障とは、目のレンズ機能を果たす水晶体が白く濁ることで、目が見えにくくなる病気です。世界的には、失明原因の第1位とされる病気ですが、日本などの医療先進国では、手術による治療法が確立されているため、80代のほぼすべての人が罹患しますが、まったく怖い病気ではなくなりました。

一方の緑内障は、80代の人でも発症するのは10人にひとり程度ですが、**現代医療では失われた視野を元に戻すことは不可能**であるため、より深刻な病気といわざるを得ません。

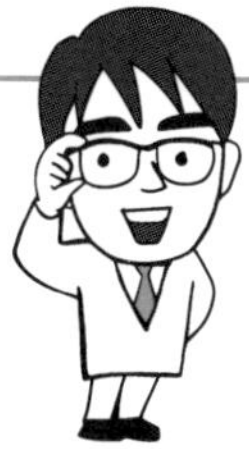

お答えしましょう!

緑内障は、血流や加齢、視神経の弱さ、眼圧などの影響により視神経が傷つき、視野が部分的に欠けていく病気です。

■目で見た情報を脳に伝える視神経

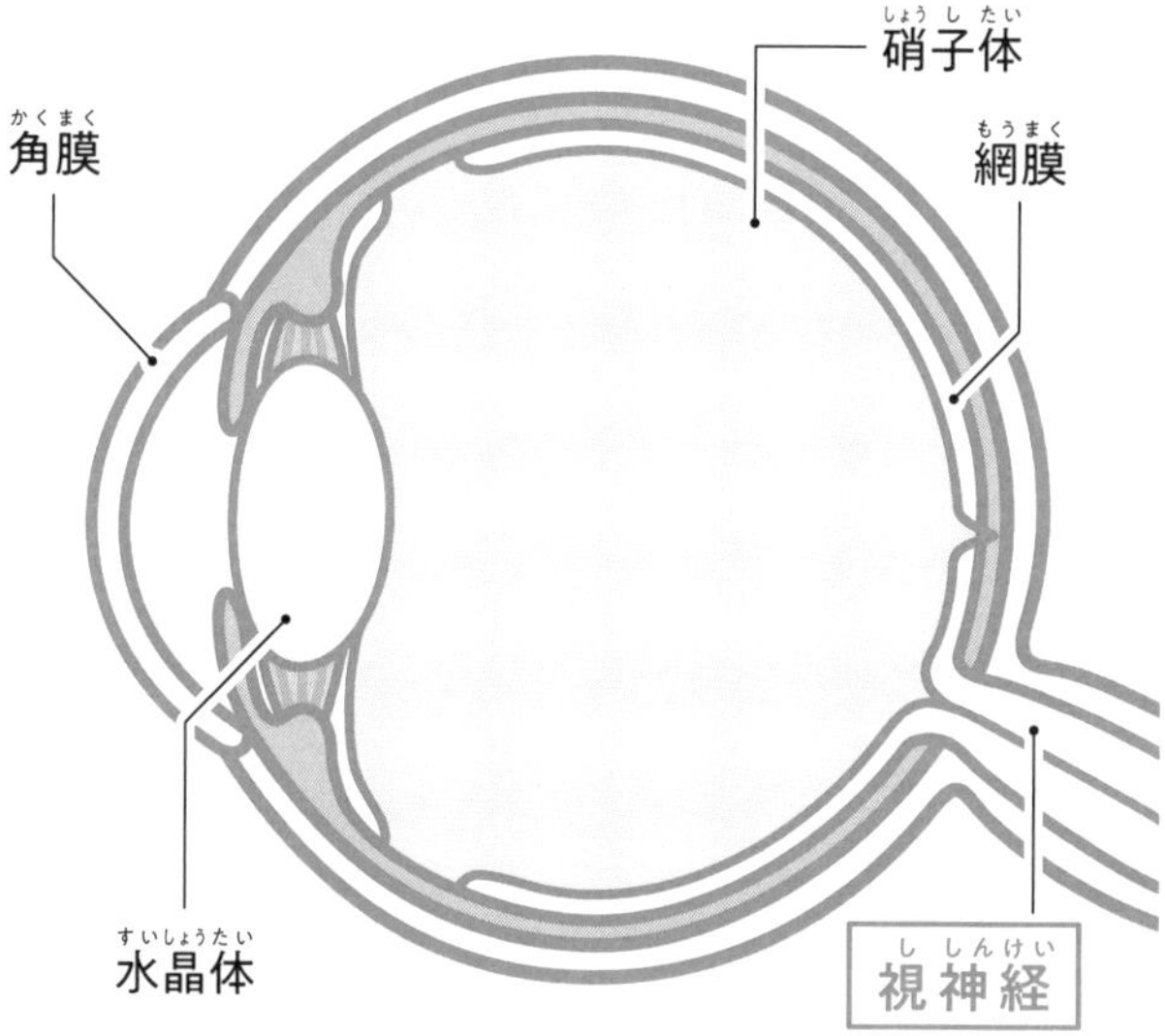

目で見た情報は、光として角膜や水晶体、硝子体を通り、網膜で映像化されます。その映像は電気信号化され、視神経から脳に送られます。この部分が傷つくことで脳に信号をうまく送ることができなくなり、視野が欠けてしまうのが緑内障です。

ポイント

白内障……白内障は、レンズの機能を果たしている水晶体が白濁することで目が見えにくくなる病気です。高齢者の大多数が罹患しますが、手術でほぼ完治します。

やっぱり失明してしまうのでしょうか？

失明の不安におびえる必要はない

緑内障と聞くと、すぐに「失明してしまうかも？」と不安に感じる人はとても多いものです。確かに緑内障は、中途失明原因第1位の病気ですが、**放置せず適切な治療を受けていれば、約99％の人は失明することはありません。**

1990年代に始まった調査の結果では、**緑内障を発症してからの20年間で両眼を失明した人はたったの1・4％しかいなかった**という学術論文も発表されています。それから約30年を経た現在であればなおのこと、失明の不安におびえる必要はないといえるでしょう。

ただし、18ページでも記したとおり、現代医療では、視野欠損の症状の進行を止めたり、遅らせることはできても、失われた視野を元に戻すことはできません。つまり、緑内障は**早期に発見して、早めにきちんとした治療を受けることがとても重要**なのです。

詳しくは32〜35ページで解説しますが、緑内障にもさまざまなタイプがあり、種類によって症状や進行するスピードは異なります。

しかし、一般的な緑内障であれば、普通は視神経へのダメージはゆるやかに進むため、急激に視野が大きく欠損したり、突然失明してしまうようなことは起こりません。

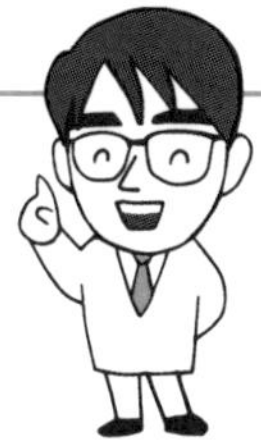

お答えしましょう!

確かに失明原因第1位の病気ですが、そのまま放置せず、適切な治療を受ければ、99%失明することはありません。

■両眼を失明する人は1.4%しかいない

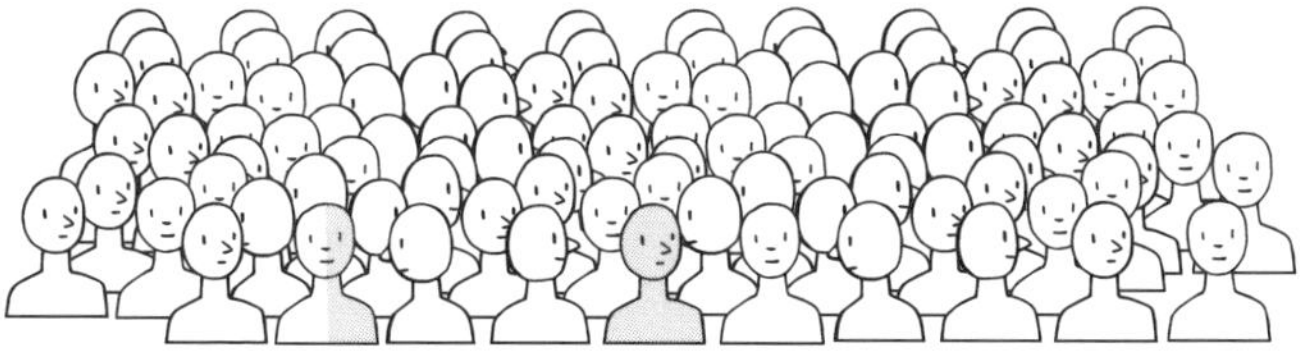

100人の緑内障患者のうち1.4人だけ!

これは1990年代に始まった調査によるデータです。治療法が大きく進歩している現在では、ほぼ失明するリスクはないといえるでしょう。

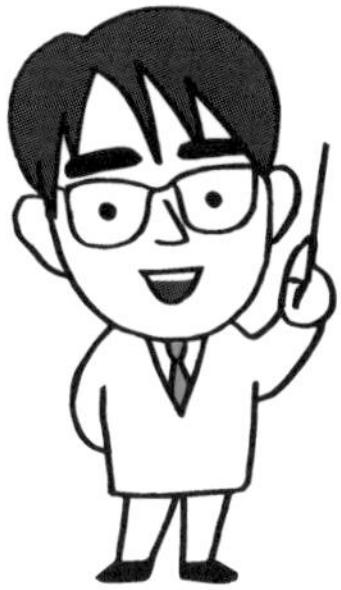

チェック!

定期的な眼科検診の必要性について

緑内障は、適切な治療を受ければ、ほぼ失明することはありませんが、医療技術が進歩した現在であっても、失った視野の回復や視神経の再生は不可能です。40歳を過ぎたら、ぜひ定期的な眼科検診を受けましょう。

なぜ私だけ緑内障になってしまったのでしょうか？

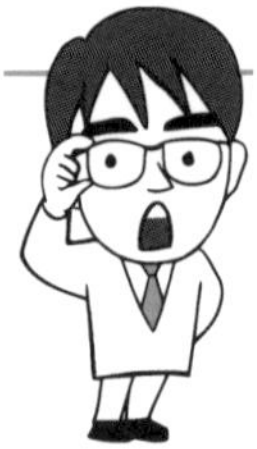

お答えしましょう！

いいえ、40代以上は20人にひとり、70代以上は10人にひとりと、多くの人がかかる病気です。

■緑内障の患者は孤独感に陥りやすい

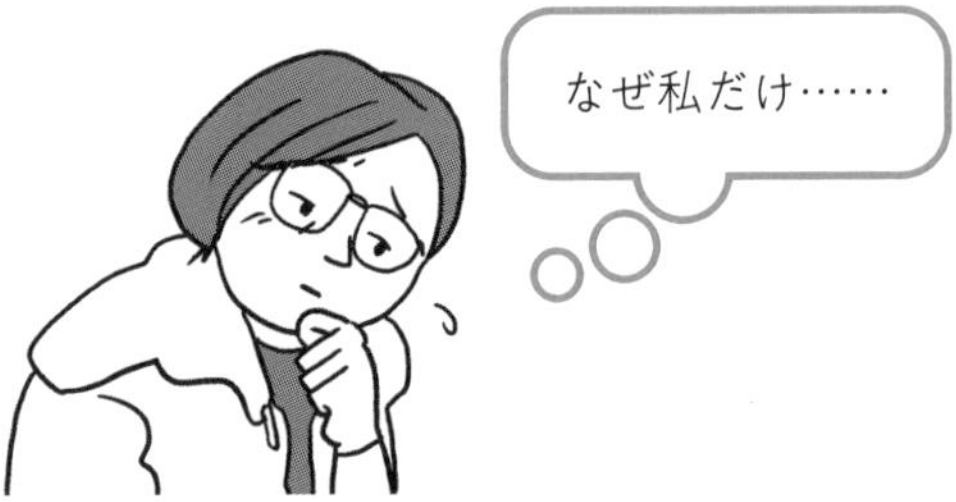

緑内障は珍しい病気ではない

「なぜ、私だけ緑内障になってしまったのだろう？」と孤独感に苛まれる患者さんは、多くいらっしゃいます。緑内障の患者さんには、うつ病を併発する方が少なくなく、その原因もこの「孤独感」と関係が深いと考えられます。

しかし、緑内障は決して珍しい病気ではなく、多くの人が罹患する目の病です。中高年になると患者数が増加して、**40代以上では20人にひとり、70代以上では10人にひとりが罹患する**というデータが示すとおり、極めて一般的な病気といえるでしょう。

■緑内障の年代別有病率

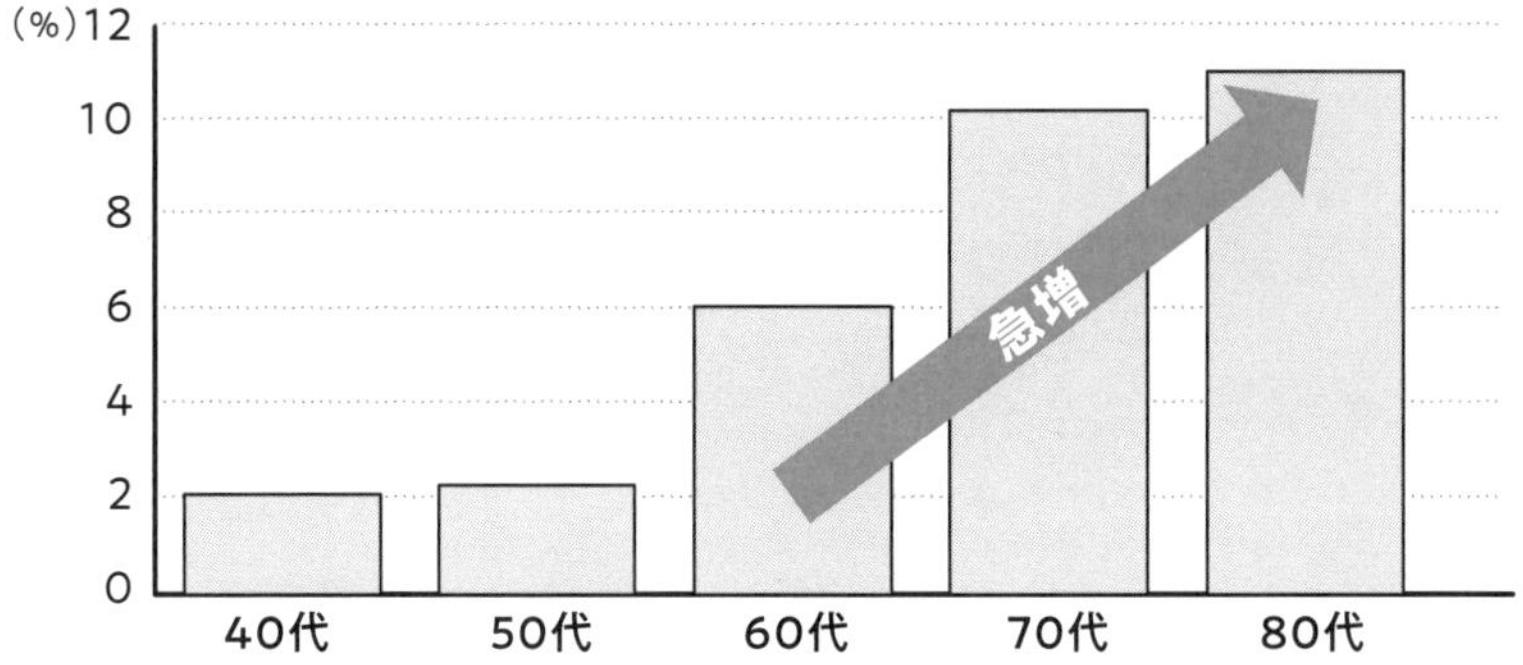

出典：「日本緑内障学会ホームページ」内のグラフを参考に作成

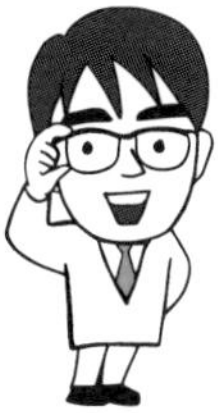

緑内障は、60代頃から患者さんが急増します。初期・中期には自覚症状がほとんどないので、ぜひ積極的に検査を受けてください。

私が勤める病院には、国内だけではなく、海外からも多くの患者さんが来院されます。**緑内障は、世界的にも多くの患者さんがいる**のです。一方で、**緑内障は日本人が罹患しやすい病気**でもあります（詳しくは24ページ参照）。

緑内障を患ってしまったのは、決してあなただけではありません。同じ思いでいる人は多く、それを支える専門医もたくさんいます。

孤独感に苛まれて、ひとりで抱え込む必要はありません。私たち専門医とともに治療を続けることで、人生は必ず明るいものになります。

ここに注意!

緑内障とうつ病……うつ病の有病率は、正常な人は5・2%、緑内障の患者は10・9%というデータもあります。

なぜ眼圧は正常なのに緑内障になってしまうのですか？

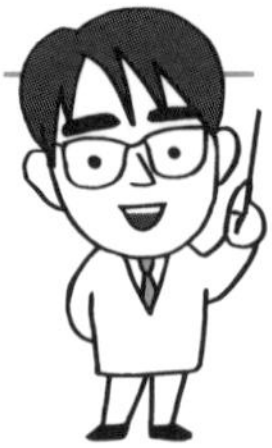

お答えしましょう！

視神経が弱い人が罹患しやすい正常眼圧緑内障か、計測時以外のときに眼圧が高いのかもしれません。

■眼圧は一日の中で変動する

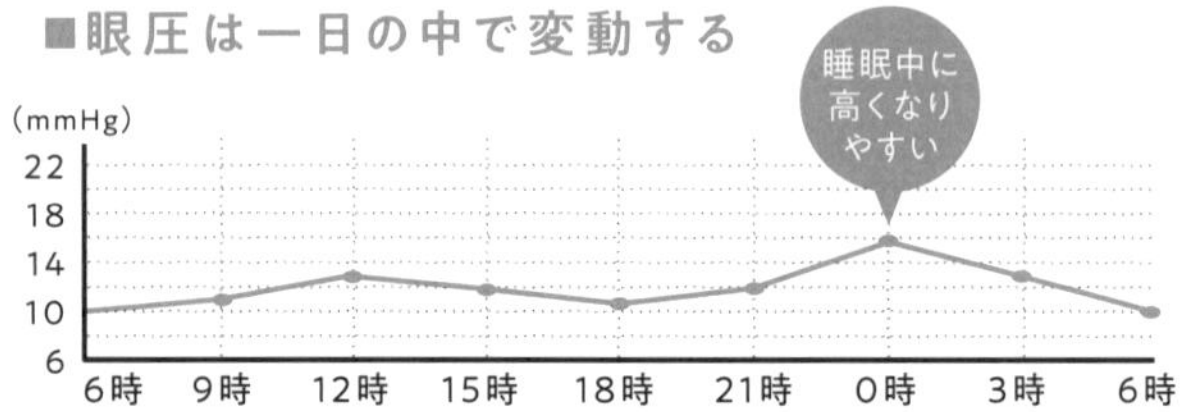

眼圧の変化には個人差がある。上のグラフはあくまでイメージだが、睡眠中は横になるため、眼圧が上がりやすい傾向がある（詳しくは80~81ページ参照）

視神経の脆弱さがまねく緑内障もある

一般的にいえば、緑内障は眼圧が正常よりも高くなって、視神経がダメージを受けることにより視野狭窄などの症状が出ます。

しかし、眼圧が正常値であっても、視神経が脆弱であることによってダメージを受け、症状が出ることもあります。このタイプを**正常眼圧緑内障**といいますが、実は**日本人に最も多いタイプで、特に強度近視の人は罹患リスクが高く、緑内障の全患者の70%以上**を占めています。

その理由は、海外の人と比較して、**日本人の視神経がもともと脆弱であるためダメージを受**

けやすいことにあります。

また、**実際は眼圧が高いのに「眼圧が正常である」と誤解しているケースも**あります。血圧などと同じように、眼圧は常時同じ値ではなく一日の中で変動します。眼圧の正常値は、10〜21㎜Hg（水銀柱ミリメートル）とされていますが、24時間の中では3〜6㎜Hgの変動があるのが普通です。さらに、寒い時期や力んだときにも眼圧が上昇する点にも注意が必要です。

つまり、**計測時は正常値でも、変動によって眼圧が高い状態が続いている可能性がある**ということです。この場合は、知らず知らずのうちに眼圧が高くなっていて、その間に視神経がダメージを受け続けている状態も起こり得ます。

しかし、一般的な緑内障である限り、正常眼圧緑内障であるか、眼圧が高いことによるものであるかは、あまり問題にはなりません。なぜなら、どちらの場合であっても**治療の方法や生活習慣における注意点はまったく同じ**ものになるからです。

ひとつ異なる留意点を挙げるとすれば、正常眼圧緑内障は眼圧を下げる余地があまりなく、基本となる「眼圧を下げる」という治療が難しくなり、効果も限定的になることがあります。

チェック！

正常眼圧緑内障は眼圧を下げにくい

眼圧が高い緑内障と比較して、正常眼圧緑内障は眼圧を下げる余地が少ないため、治療が難しくなります。なぜなら眼圧は、30㎜Hgから20㎜Hgに下げるよりも、20㎜Hgから10㎜Hgに下げるほうがずっと難しいからです。

緑内障は治ることはありますか？

世の中に治らない病気はたくさんある

「緑内障は治りません」

こんなふうに医師に告げられれば、誰でも暗い気持ちになると思います。

実際、現代の医療においては、一度失われてしまった視野を元に戻すことが不可能であることは前述のとおりで、この点では「緑内障は治らない病気」ということになります。

しかし、世の中に治らない病気は、たくさんあります。たとえば、**高血圧や糖尿病などの生活習慣病も完治はしない病気**です。**感染症のヘルペスなども完治は難しい病気**といえるでしょう。

ただ、完治しないといっても症状や進行を抑える適切な治療法は存在するため、怯えながら暮らす必要はありません。緑内障も然りです。

現代において緑内障の治療は、「治す（完治させる）」ためのものではなく、あくまで「悪化させないように進行を抑える」ものに限られます。しかし、医療技術は目覚ましいスピードで進歩しています。緑内障の治療も同様に、新薬や手術、再生医療など、さまざまなアプローチで進化し続けています。

近い将来、**緑内障を完治させる治療法が登場する日のためにも、いま症状の進行を抑えておくことは重要**なのです。

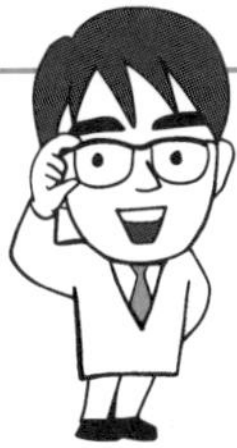

お答えしましょう！

完治はできませんが、症状や進行を抑える治療法は確立されており、患者さんを支える技術も研究が進んでいます。

■スマートコンタクトレンズとは

弱視の人だけでなくアスリートなどにも有効活用できるような研究・開発もありました。

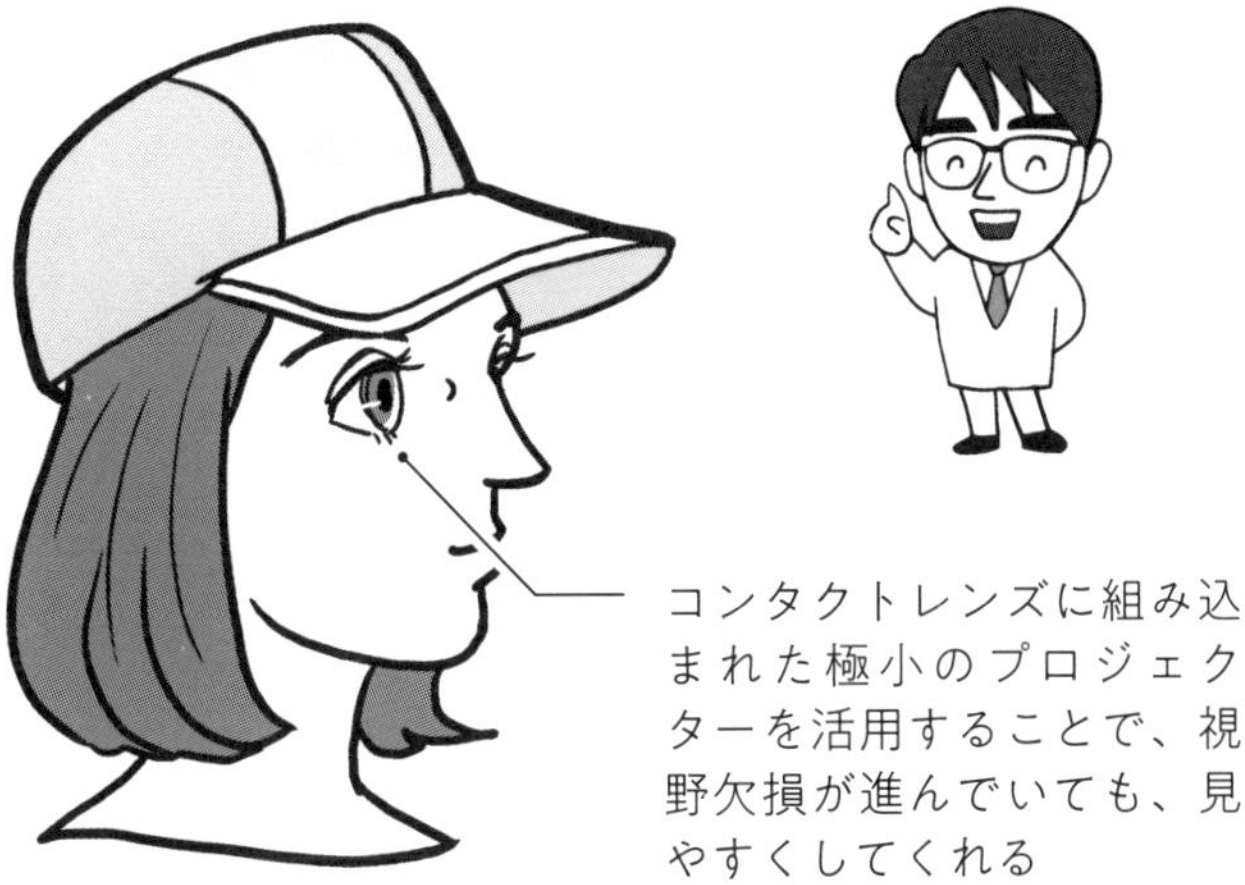
コンタクトレンズに組み込まれた極小のプロジェクターを活用することで、視野欠損が進んでいても、見やすくしてくれる

ポイント

将来の緑内障治療……再生医療分野においては、動物実験で視神経を再生することに成功しています。また、遺伝子治療分野では、遺伝子を組み替えて視神経を保護する物質をつくる研究などが進行中です。

視野が欠けていると診断されましたが、普通に見えているのですが……

視野は「見える範囲」、視力は「識別する能力」のこと

前述のとおり、緑内障は視野が欠損する病気です。**視野とは、目を動かさずにまっすぐ見たときの「見える範囲」**のことをいいます。

一方、**視力は、視野の中心部で最も感度の高い「中心視」で見たものを「識別する能力」**をさします。

正常の人の場合、視野は耳側が約100°、鼻側が約60°、上下は上側が約60°、下側が約75°の範囲が見えます。緑内障になると、この視野が欠損するわけですが、かなり症状が進行しない限り視野欠損を自覚することはありません（視野欠損の進行を確認する場合は12〜15ページのセルフチェックを実践してください）。

また、緑内障による視野欠損は、突然起こるわけではなく、視界が真っ暗になったり、一面が白くぼやけてしまうわけでもありません。

多くの緑内障の場合は、視野の周囲や鼻側から欠損が起こり、10〜20年という長い時間をかけて徐々に進行し、欠損があっても両目で視野を補い合うため、**多くの人は視野ではなく視力の感覚で「普通に見えている」と誤解してしまう**のです。

このように自覚症状がないことが、緑内障の怖い点であるともいえます。

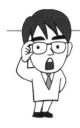

お答えしましょう!

両目で視野を補い合うこともあり、緑内障による視野の欠損は、かなり進行しないと自覚することはできません。

■正常な視野の範囲

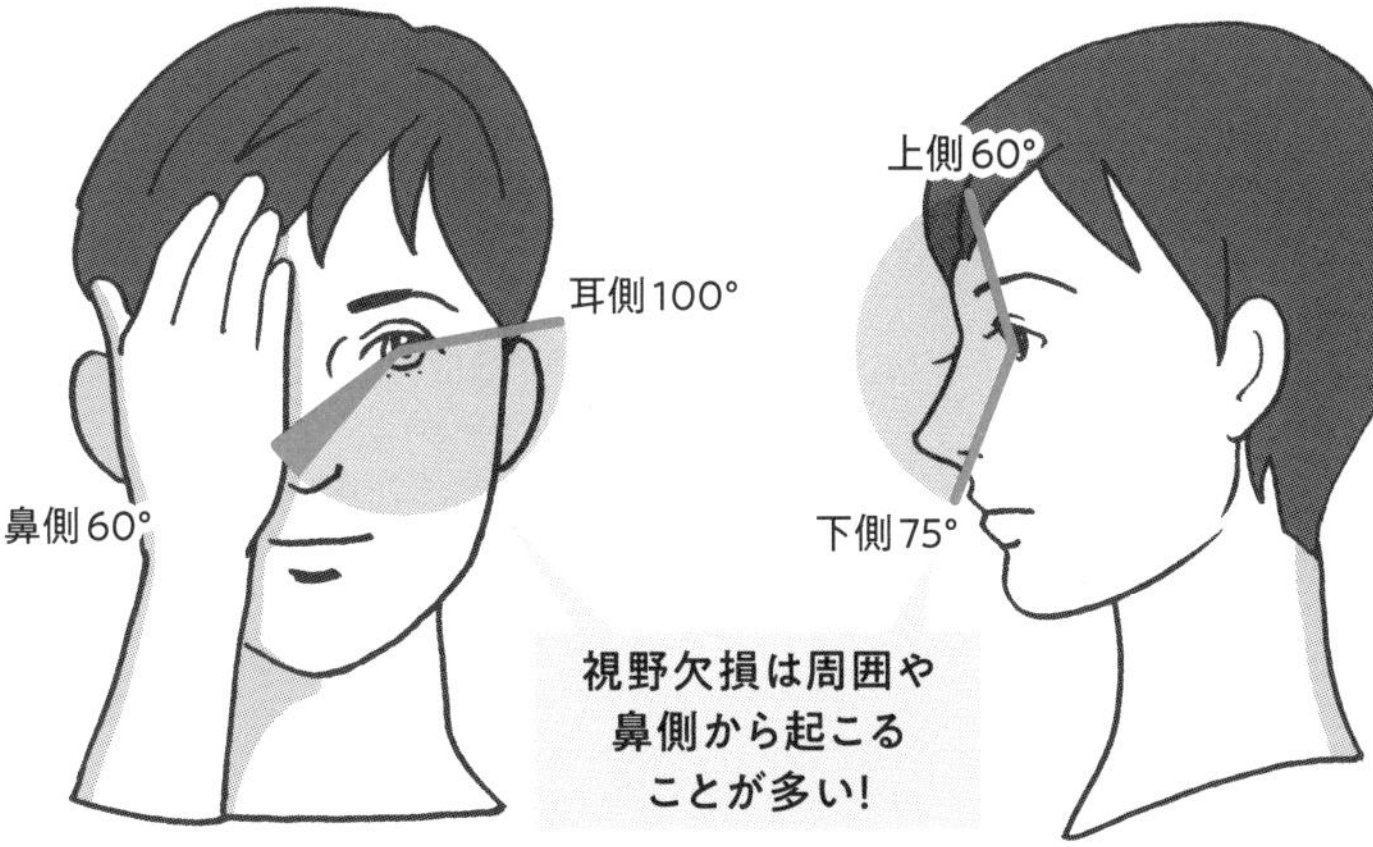
耳側100°
鼻側60°
上側60°
下側75°
視野欠損は周囲や
鼻側から起こる
ことが多い!

チェック!

視野欠損は半分欠けても気づきにくい

緑内症は、初期・中期・後期と3段階で進行（詳しくは30～31ページ参照）しますが、視野が半分程度欠損する中期になっても自覚症状がないことはめずらしくなく、後期になって初めて見えづらさを感じるようになります。

緑内障はどのように進行するのですか？

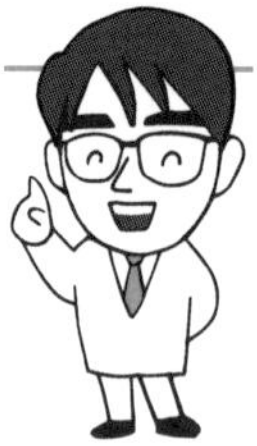

お答えしましょう!

視野欠損が始まる初期、50%程度まで欠損する中期、視野が狭く感じられる後期の順に進行します。

■視野の欠損はどんなふうに進行する？
（下の図は、右目の視野欠損の進行イメージ）

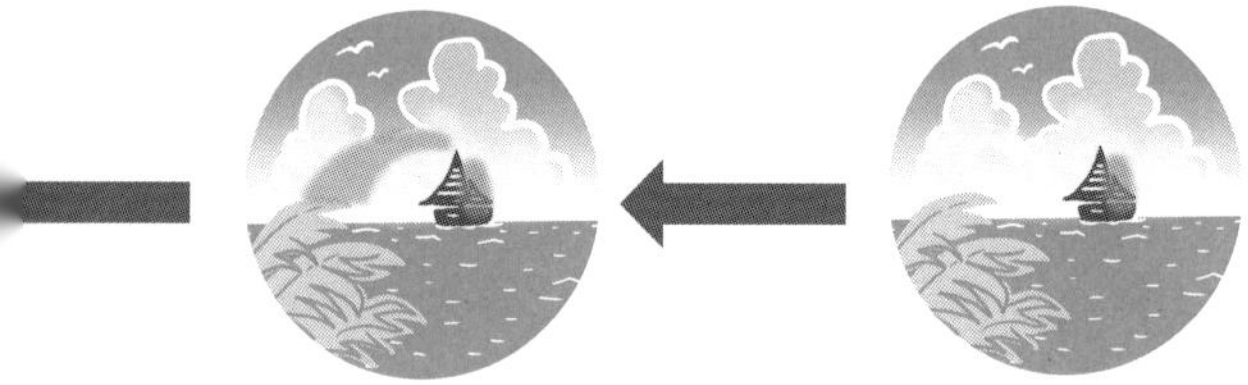

初期～中期は自覚症状がなく、後期になって急に視野が狭く感じられる

緑内障は、症状の進行度合いによって初期、中期、後期の3つに分類されます。視野の欠損が始まる初期から、視野の50％ほどが欠損する中期までは、ほとんど自覚症状がありません。

しかし、後期になると急に視野が狭く感じられるようになり、視力がガクンと落ちます。

現代医療では、一度失われた視野やダメージを受けた視神経を再生することはできないので、**十分な視力が残っている初期～中期のうちに治療を始めることが重要**で、後期になるまで放置すると日常生活に支障が出やすくなります。

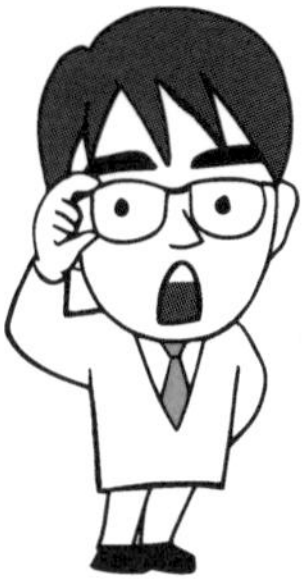

後期になると視野の中心部が欠けるだけでなく、残されている視野が少ないため、少し進行しただけでも大きく視力が低下します。

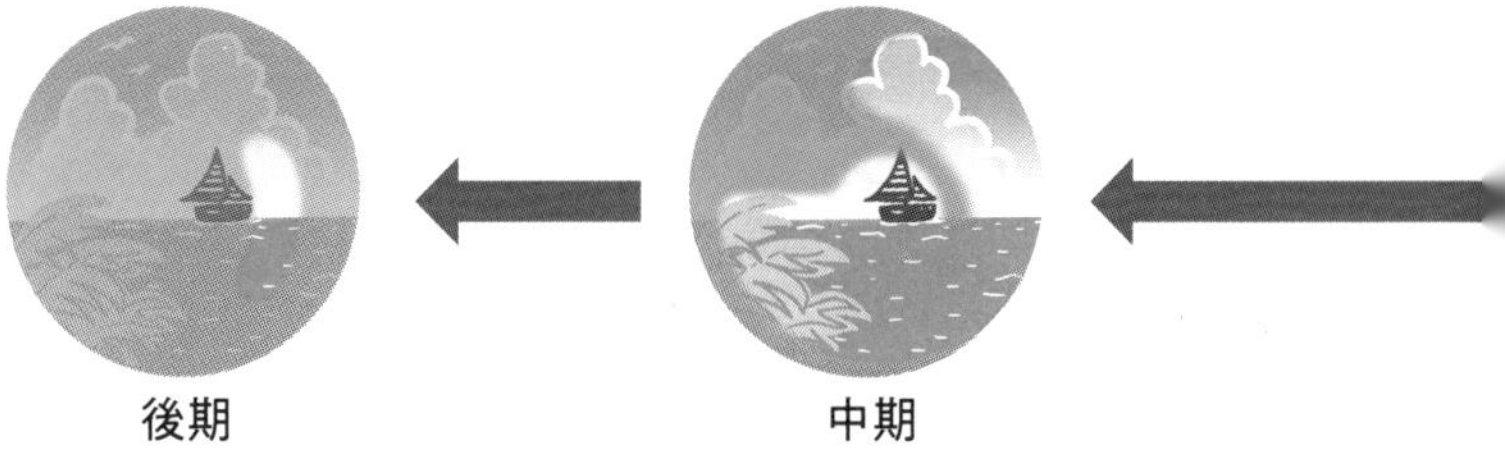

多くの緑内障は、10~20年という長い時間をかけてゆっくりと進行します。

初期から中期にかけては、視野の周囲や鼻側から欠損が進みますが、**後期になると視野の中心部で最も感度の高い「中心視」も欠損が進むため、急激に視野が狭まったように感じる**のです。

また、視野欠損の進行スピードが同じであっても、もともと残された視野が狭い後期の人は、初期~中期と比較して欠損する割合が大きくなるため、日増しにどんどん悪化しているように感じられます。

ここに注意!

後期の視野欠損……後期で視野が10%しか残っていない場合は、1%でも進行すると大幅に視力が低下します。

緑内障にはどのような種類があるのですか？

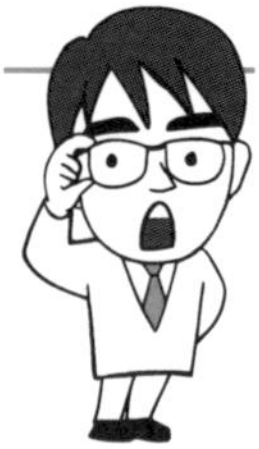

お答えしましょう！

主に開放隅角緑内障と閉塞隅角緑内障に大別され、前者はゆっくりと、後者は急激に進行します。

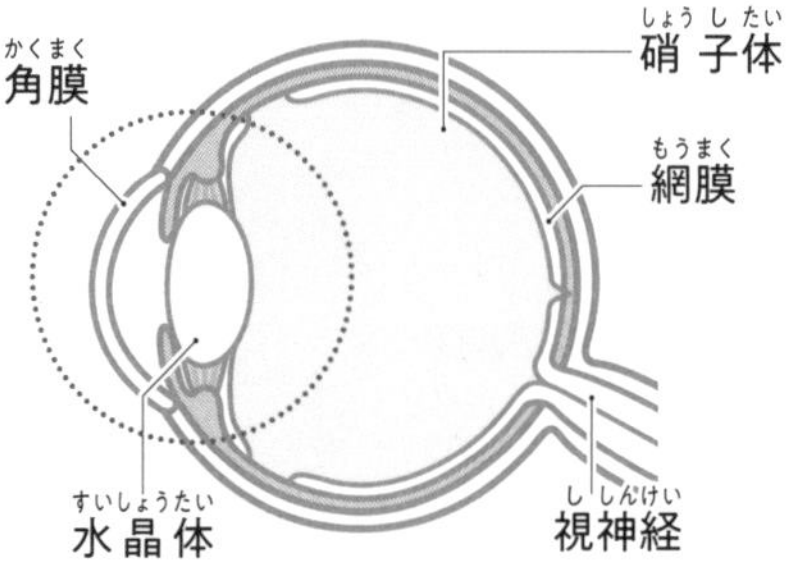

開放隅角緑内障と閉塞隅角緑内障の違い

約78%を占める**開放隅角緑内障**《かいほうぐうかくりょくないしょう》は、房水《ぼうすい》（眼球内の血管をもたない組織に栄養を運ぶ水分）の出口である隅角《ぐうかく》は開放されているものの、線維柱帯《せんいちゅうたい》のフィルター機能が低下して目詰まりが生じ、**房水の流れが悪くなり眼圧が上昇することが原因で発症**します。眼圧が正常である**正常眼圧緑内障**も、開放隅角緑内障に含まれます。

開放隅角緑内障は、視神経のダメージがゆっくりと進むため、症状の進行は緩やかです。

閉塞隅角緑内障《へいそくぐうかくりょくないしょう》は、全緑内障のうち約12%程度ですが、**強い頭痛や嘔吐感などの発作**を起こ

■開放隅角緑内障と閉塞隅角緑内障

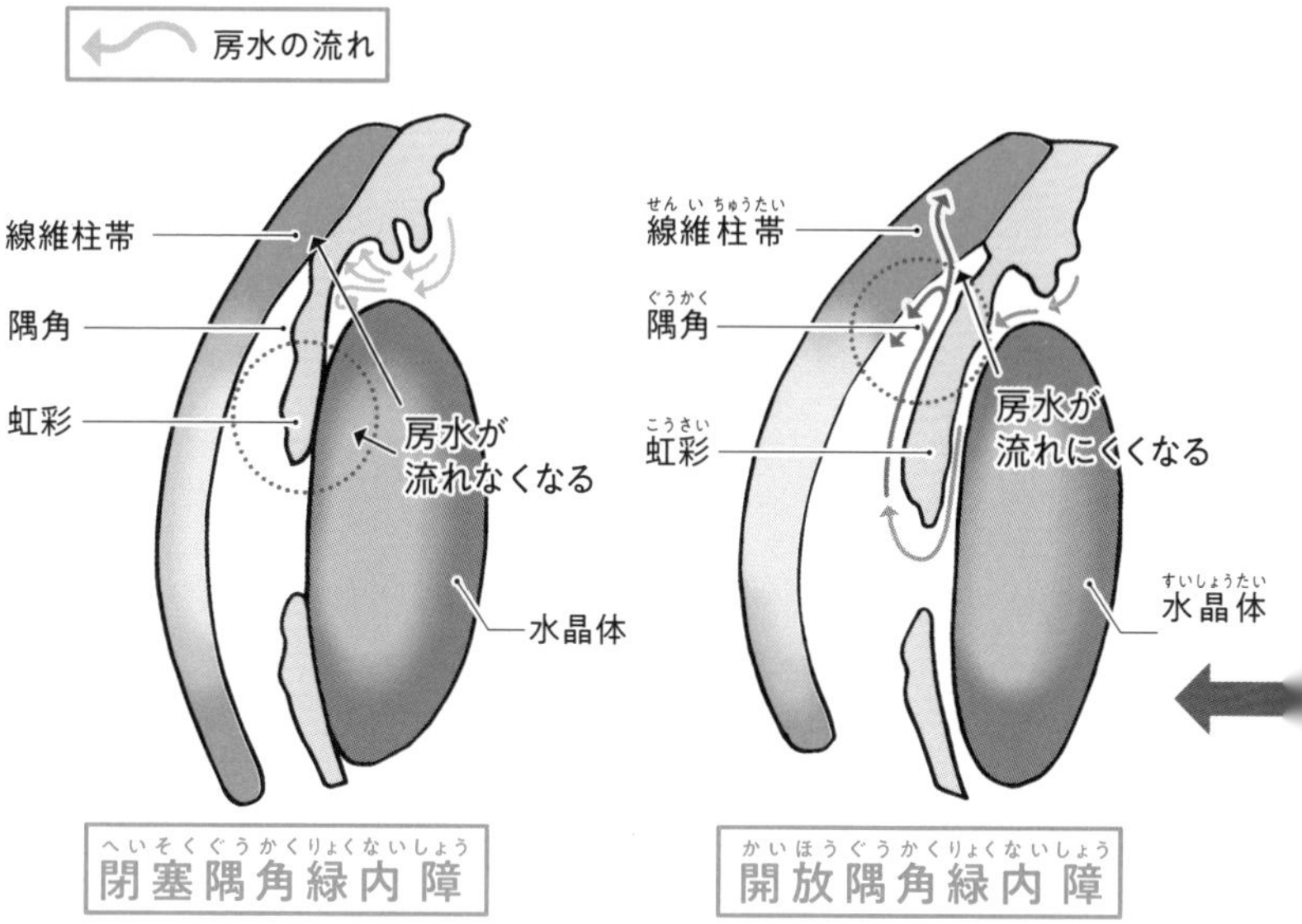
房水の流れ
線維柱帯
隅角
虹彩
房水が流れなくなる
水晶体
閉塞隅角緑内障《へいそくぐうかくりょくないしょう》
線維柱帯《せんいちゅうたい》
隅角《ぐうかく》
虹彩《こうさい》
房水が流れにくくなる
水晶体《すいしょうたい》
開放隅角緑内障《かいほうぐうかくりょくないしょう》

すこともあり、適切な治療を受けない場合、**数日で失明することもある**ため要注意です。

隅角が何らかの理由で塞がることで**房水が排出できず、眼圧が上昇することで発症**します。

また、閉塞隅角緑内障には、他の病気の投薬時にデメリットがあります。消化器の動きを抑える薬（かぜ薬や内視鏡使用時に用いる）、睡眠薬、向精神薬、全身麻酔薬などが使用できないのです。つまり、他の病気で受診する際には、**閉塞隅角緑内障である場合、正確に医師に伝える必要**が生じます。

ここに注意！

閉塞隅角緑内障……隅角が完全に塞がると眼圧が急上昇して、頭痛や嘔吐などの発作を引き起こすこともあるので要注意。

そのほかにも、さまざまな緑内障があるそうですが……

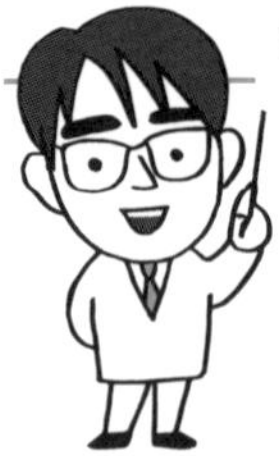

お答えしましょう！

他の病気や炎症、投薬などが原因となる緑内障、また乳児や子どもが発症する緑内障もあります。

■子どもの眼球が膨張・変形する牛眼《ぎゅうがん》とは？

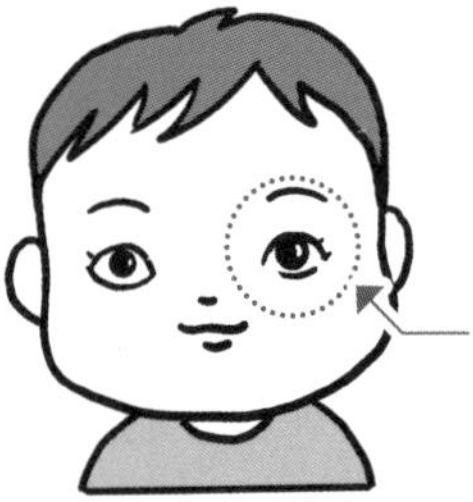

柔らかい子どもの眼球は、眼圧が高くなると膨張・変形することがある。角膜が広がるせいで黒目が大きくなり、一見かわいらしい牛眼となる

続発緑内障と小児緑内障とは？

全体の10％程度を占める**続発《ぞくはつ》緑内障とは、別の病気が原因で起こる緑内障の総称**です。

代表的なものは、**血管新生緑内障**（糖尿病網膜症や血管が閉塞する病気が原因で発症する）、**落屑《らくせつ》緑内障**（水晶体や瞳孔に付着物が生じる病気による）の他、**ぶどう膜炎が原因となって発症する緑内障**などがあります。

治療は原因となっている病気を治すことからアプローチします。原因の病気が治ることで、緑内障の症状も完治するケースもあります。

しかし、実際は原因の病気を治療する過程

で、緑内障になってしまうケースも多く、**一般的な緑内障よりも治療が難しいのが現実**です。

その理由は、原因の病気のせいでそもそも血流が悪かったり、炎症が起こりやすく、治療中にトラブルを引き起こしやすいためです。

ステロイド薬が原因で起こる**ステロイド緑内障**も続発緑内障のひとつです。ステロイド薬を止めると改善しますが、使用を再開すると眼圧が再上昇して緑内障の症状が進行します。

原発先天《げんぱつせんてん》緑内障は、生まれつき隅角に異常がある子どもが生後すぐに発症します。子どもの眼球は柔らかく、眼圧が高くなると眼球が膨らんだり変形したりします。その影響で黒目の部分（角膜）が広がって**「牛眼《ぎゅうがん》」と呼ばれる、一見かわいく見える目になるのが特徴**です。

若年開放隅角緑内障は、隅角に軽度な異常を持つ子どもが成長し、4歳から20代と若いうちに発症します。

また、先天性の目の異常、糖尿病やダウン症などが原因となる**続発小児緑内障**もあります。

幼少期から20代にかけて発症する小児緑内障には目薬が効きにくいため、初期であっても手術による治療が基本となります。

チェック!

続発緑内障の原因も眼圧の上昇にある

続発緑内障は、糖尿病や血管病などの全身疾患、さまざまな目の病気、ステロイド薬による副作用などにより、眼圧が上昇することによって引き起こされます。つまり、根本的な要因は他の病気であっても、直接的な原因は、眼圧の上昇ということになります。

緑内障と誤診されやすい病気はありますか？

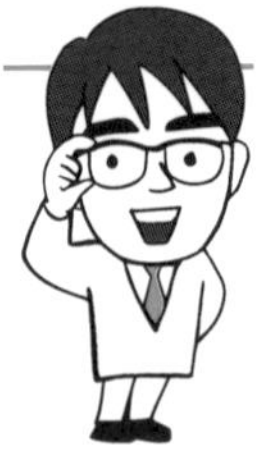

お答えしましょう！

網膜静脈分枝閉塞症や前部虚血性視神経症などの目の病気、脳卒中や脳腫瘍などがあります。

■「緑内障かも？」と思ったら専門医へ

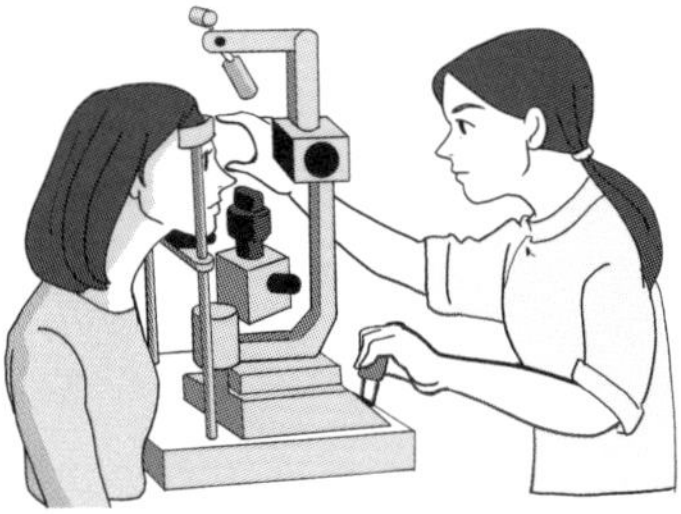

緑内障の疑いがあると診断されたら、早めに専門医を受診しよう！

緑内障の診断は難しいので、一度は専門医を受診すべき

「あなたは緑内障です」と診断されたとき、本当に緑内障なのか？と立ち止まって考えてみる必要があります。

緑内障の診断はとても難しく、私の勤める病院にお越しになる患者さんの中にも、他の病院で緑内障の診断を受けた人が、実は緑内障ではなく、視野欠損は別の病気が原因で起こっていた、あるいは別の病気の合併症だったということが、ままあるからです。

とりわけ年齢が**10～30代と若く、視野の欠損が進行している人は注意すべき**です。

誤診されやすい病名を挙げると、まずは網膜の血管が詰まる**網膜静脈分枝閉塞症《もうまくじょうみゃくぶんしへいそくしょう》**などがあります。この病気により網膜の血管が詰まると、出血やむくみが生じるのですが、時間が経過すると出血やむくみの症状は治まります。続いて網膜の神経が薄くなって視野が狭くなり、暗所で物が見えづらくなります。多くは正しく診断されますが、白内障や網膜に特有の所見が出ない場合などに誤診されやすくなります。

目の病気では、視神経乳頭の血流低下により視神経がダメージを受ける**前部虚血性視神経症《ぜんぶきょけつせいししんけいしょう》**も緑内障との区別が難しい場合があります。

また、**SSOH（上方視神経低形成）**という病気もあります。視神経乳頭上部に先天性の軽度の形成異常がある人に視野欠損が起こりますが、緑内障との区別が難しいケースがあります。

最後は、脳の病気です。**脳卒中（脳梗塞《のうこうそく》や脳出血）**や**脳動脈瘤《のうどうみゃくりゅう》**などの循環器の病気、**脳腫瘍《のうしゅよう》**などのがんによって、視野の欠損が起こることもあります。

緑内障は、診断が難しい病気です。**誤診を防ぐためには、一度専門医を受診することが最も有効**です。専門医の診断後、通常の治療のためには、通いやすい近所の眼科でOKです。

チェック!

若い世代の視野欠損は要注意！

10～30代の若い世代で視野欠損が進行している人は、緑内障以外の深刻な病気による症状の可能性が中高年よりも高いため要注意です。また、若い世代の緑内障は、治療施設が限定され、早期の手術が必要なこともあります。

緑内障になるとうつ病にもなりやすいというのは本当ですか？

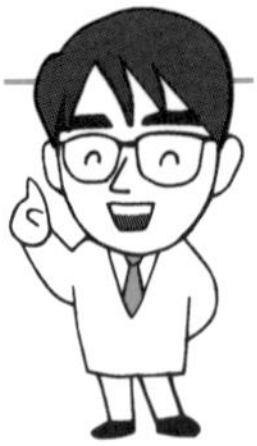

お答えしましょう！

正常な人と比較して、緑内障の患者さんは、うつ病の有病率が約2倍と言われています。

■心療内科・精神科も活用しよう

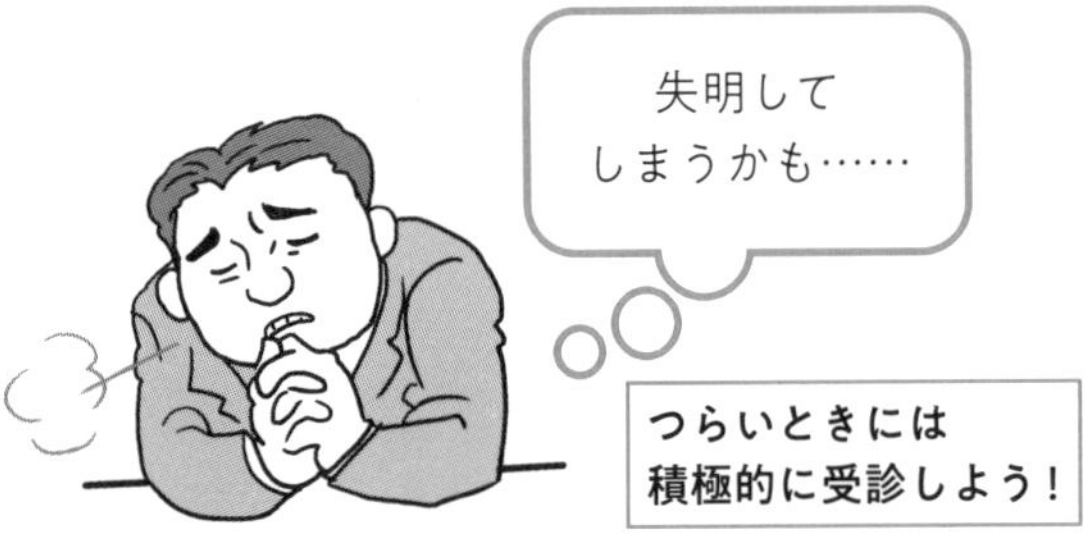
失明して
しまうかも……
つらいときには
積極的に受診しよう！

早めに心療内科・精神科を受診するのはよいこと

緑内障の診断を受ければ、誰しも「失明してしまうのでは？」と心配するものです。心配し過ぎて眠れなくなってしまう人も少なくないことでしょう。心配＝ストレスですので、精神的に大きな負荷がかかれば、うつ病のリスクが高まります。

実際、**緑内障の患者さんの中には、うつ病を併発してしまう方が結構多い**のです。

すでに20～21ページでお話ししたとおり、適切な治療を続けていれば、緑内障で失明する人はほとんどいません。この**事実を知ることで、**

心配し過ぎない・考え込み過ぎないことが重要です。それでも心がふさぎ込んでしまうときは、**早めに心療内科や精神科を受診する**ことをおすすめします。私も含めて多くの医者は、「この患者さん、うつ病になってしまったのかもしれないな?」と感じていても、「心療内科や精神科に行きましょう」とはなかなか言えないのが本音です。

あなたやあなたのご家族がそう感じたときは、積極的に受診してほしいと思います。

この本を手にされているということは、あなたは積極的に緑内障の情報を収集し、少しでもよい治療や改善に役立つ生活習慣をしようと考えている人だといえます。科学的な検証によって、**積極的に情報収集する人は、真実を知ろうとしない人や医者任せの人よりも、治療結果がよくなる**というデータも示されています。

考え過ぎてしまうリスクはあっても、まじめによりよい情報を得ようとするのは大正解なのです。また、「なぜ、私だけ緑内障に?」という孤独感に苛まれている人は、ＹｏｕＴｕｂｅ動画などで発信されている同じ病気の人の声に耳を傾けることも有効です。

チェック!

睡眠不足になったら要注意!

「眠れない」のは危険なサイン! 1日の睡眠時間が4時間半程度しかない睡眠不足が5日続くだけで、不安感や抑うつ感が高まるという研究データもあります。失明や将来などへの不安、孤独感などで睡眠不足になってしまうと、うつ病リスクが高くなるため要注意です。

緑内障を未然に防ぐことはできるのでしょうか？

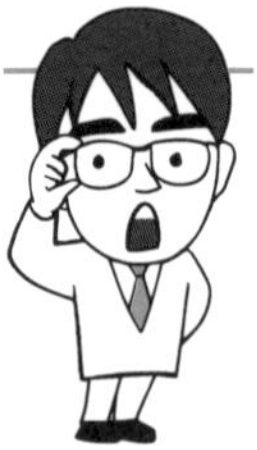

お答えしましょう！

眼底検査を定期的に受け、バランスのよい食生活や運動習慣に努めればリスクを減らせるでしょう。

■早期発見のために眼底検査を受けよう

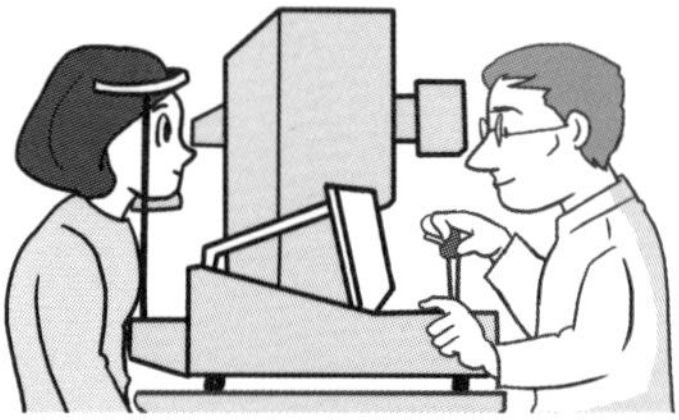

※眼底検査の詳細は、110〜113ページを参照

第一の予防策は、早期発見するために検査を受けること

「家族が緑内障だから予防したい」
「近視が強いから緑内障が心配……」

このような予防に関する問い合わせは、たくさんいただきます。言い古されたことですが、**緑内障においても早期発見・早期治療は大変重要**です。現代医療では、一度失った視野やダメージを受けた視神経を再生することはできないので、**視野欠損の症状が少しでも軽い状態で治療を始めることが大切**だからです。

早期発見のために有効なのは、なにより**眼底カメラ**や**眼底検査**と呼ばれる検査を受けることです。

眼底とは眼球の奥のことで、点眼によって瞳孔を開いた状態にし、光を当てて観察します。

さらに詳しく調べたい場合は**OCT検査**を受けてください。OCT検査とは、視神経や網膜を輪切りにするように撮影する映像診断で、視神経がどれだけ薄く、弱いのかもチェックすることが可能です。

生活習慣でいえば、**ビタミンAやビタミンCをよく摂る人は緑内障になりにくく、肉を食べない人は緑内障になりやすい**などの研究結果もあります。

偏った食事も罹患リスクを高めるので、栄養バランスのよい食事を摂るようにしましょう。

血圧は、高過ぎても低過ぎても罹患リスクが高くなります。前者は塩分を控え、後者は運動するようにしましょう。長時間のデスクワークや運動不足もマイナス要因です。**週3日程度は、30分以上歩く習慣**を心がけてください。

また、高眼圧症の人や、視神経にダメージがあるがまだ緑内症にはなっていない人が、早いうちに積極的な治療を開始するなどの予防策もあります。


チェック!

家族が緑内障になったら要注意!

緑内障が遺伝する可能性については、まだ確かな研究データはなく、また遺伝するとしても確率は小さいとされています。ただし、近親者に緑内障患者がいる人は、発症リスクが高くなるのは事実なので要注意です。早めに専門医を受診して、定期的にチェックすることをおすすめします。

世代によって緑内障の治療の進め方は違うのでしょうか？

同じ症状でも世代別で治療方針は変わってくる

日本人の平均寿命は世界一長く、現在も延び続けています。どの世代も人生**100年時代を念頭に治療方針を考えるべき**だと思います。

10～20代の人が緑内障である場合、医師は「先天的に房水の流れが悪いのかもしれない」と考え、通常は**最終的な手段である手術やレーザー治療を早期から検討**し、将来の失明を防ぎます。

30～50代は、社会的な理由で適切な治療を受け続けることが困難なケースに直面します。この年代の方々は、仕事でも働き盛りですし、子育てや介護などに忙しい人も多いためです。

忙しい日常を理由に治療を放置してしまう人も少なくなく、専門医が診たときには残念ながら手遅れというケースも起こり得ます。将来的に光を失うようなことがないように、上手にやりくりして適切な治療を受けてください。

60～80代になると**緑内障だけでなく、白内障を発症するケースも増加**（150～153ページ参照）してきます。先の人生は長い世代なので、積極的な治療を検討すべきです。

90代以上の人は、常に残りの人生の長さと天秤にかけつつ、どこまで積極的に治療すべきかを医師と相談しながら決めていきましょう。

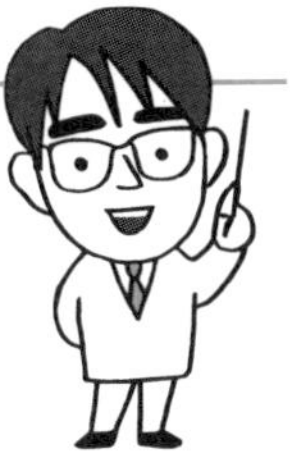

お答えしましょう!

世代によって治療方針は変わりますが、基本的に80代までは積極的な治療をすべきでしょう。

■世代別の治療方針イメージ

年代	10~20代	30~50代
傾向	一般的な緑内障の発症は、ほとんどない	30~40代の有病率は1~2%程度だが50代からは増加し始める
リスク	この世代の緑内障患者はもともと房水の流れが悪いことが多い	仕事や育児、介護など社会的な理由で治療が遅れやすい
治療のポイント	先天性・小児性・若年性の緑内障の患者は、基本治療の目薬だけでなく、レーザー治療や手術など、より積極的な治療を早期に検討する	忙しい日常の中でも、なんとかやりくりして積極的に診療を受けることが非常に重要となる。適切な治療を受けないと手遅れになることもある

年代	60~80代	90代以上
傾向	60代の有病率は6%程度だが70代からは10%程度に急増する	加齢とともにさらに有病率は増加していく
リスク	80代の有病率は女性は8.9%だが男性は16.4%と倍増する	後期高齢者の年代を過ぎて超高齢者である
治療のポイント	緑内障だけでなく白内障を併発することも多い。基本治療の目薬を継続し、保険適用となるMIGS(148~149ページ参照)などの手術も検討するとよい	残りの人生の長さを考慮する必要がある。医師と相談して、積極的な治療が必要か否かを十分検討して、治療方針を決める

column 2

緑内障だと使えない薬がある？

閉塞隅角緑内障（32ページ参照）の場合は、瞳孔を広げる散瞳効果がある抗コリン作用のある薬は使えません。薬の効果で瞳孔が過度に開くと隅角が狭くなり、急性緑内障の発作を起こすリスクが高くなるからです。抗コリン作用がある成分は、さまざまな薬に含まれていますが、総合感冒薬や鼻炎用内服薬、睡眠薬や抗不安薬、抗アレルギー薬、心臓病用の薬などには特に注意が必要です。必ず医師や薬剤師に相談しましょう。

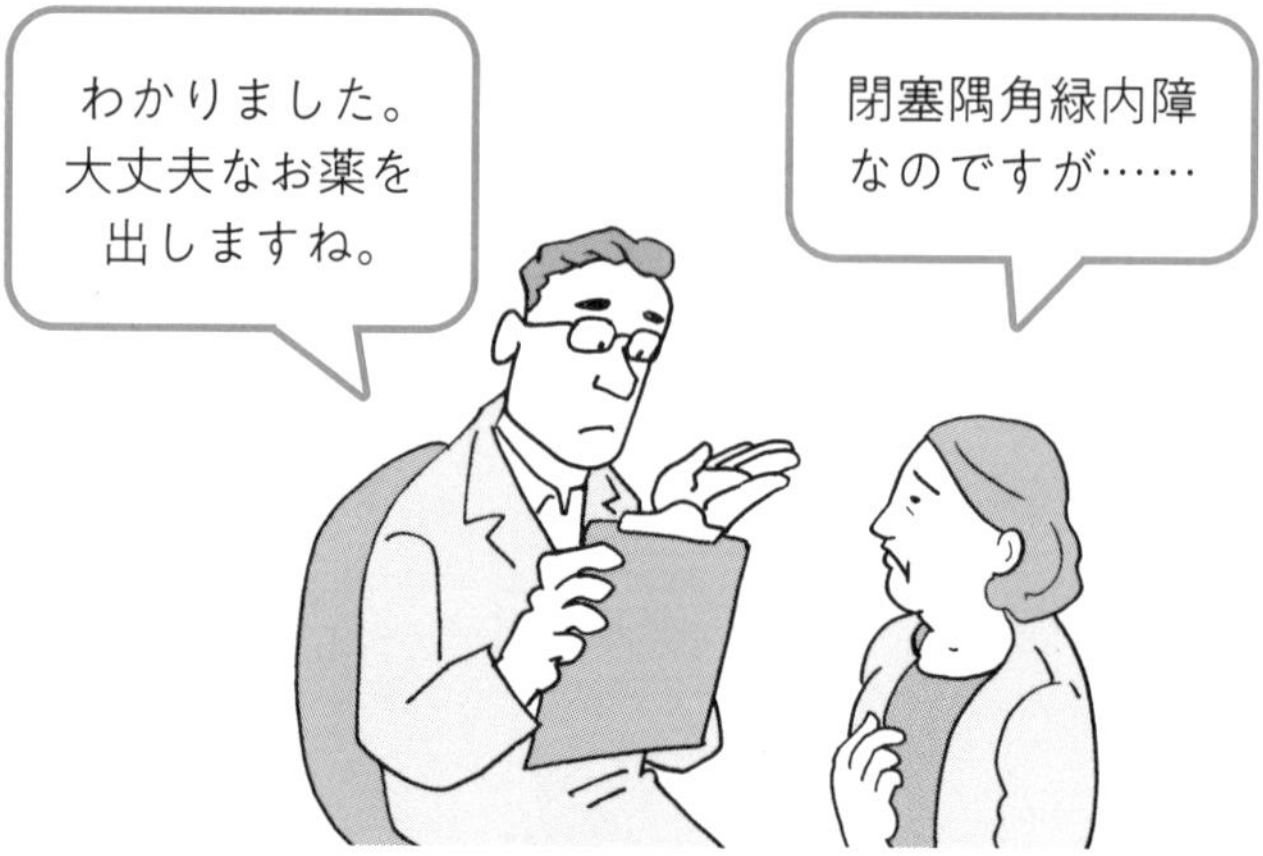

閉塞隅角緑内障なのですが……
わかりました。大丈夫なお薬を出しますね。

※ステロイド薬（副腎皮質ホルモン）も眼圧を上昇させる副作用があるので、主治医に相談すること

第 2 章

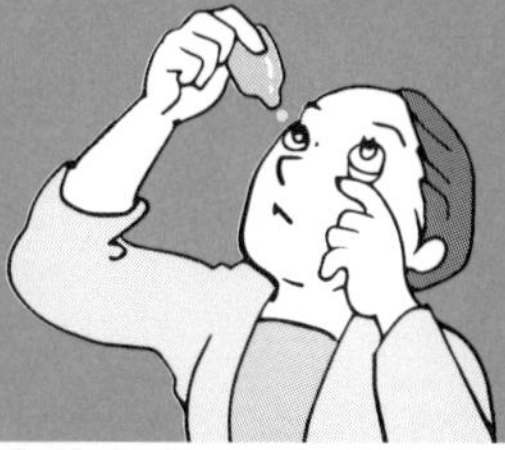

結局、眼圧を下げるにはどうしたらいいんですか？

緑内障治療における最重要事項となる眼圧とは何なのか？　どうすれば下がるのか？　どこまで下げればいいのか？　などの疑問について解説します。

この章のポイントを平松先生のYouTube動画でチェック！

緑内障治療と眼圧

緑内障治療の目薬

効果がアップする目薬のさし方

そもそも「眼圧」とはなんですか？

眼球内の水分の循環が悪くなると眼圧は上昇する

眼圧とは、**私たちが物を見るために必要な「眼球を一定の硬さに保つための圧力」**のことです。

目の中にある**毛様体**《もうようたい》という組織からは、房水《ぼうすい》と呼ばれる水分が産生されています。房水は、眼球の中を循環し、血管を持たない水晶体や硝子体、角膜などに酸素や栄養を運ぶ役割を果たしていて、最終的には排出されます。

眼圧は、この房水の産生と排出のバランスによって正常に保たれるシステムです。

しかし、排出される出口となる隅角《ぐうかく》が狭くなったり詰まったりすると、房水の循環が悪くなって眼球内の水分量が増加してしまいます。

例えるならば、適度に膨らませたゴム風船にさらに空気を入れるとゴムがパンパンになるように、眼圧が高くなると眼球も硬くなります。

つまり、**「眼圧が高い」という状態は、眼球内の水分量が多過ぎて、眼球の内側から外側へかかる圧力が通常より高くなること**をいうのです。

緑内障の原因である視神経へのダメージは、眼球内の血流低下、加齢、視神経の脆弱性、眼圧の上昇など、多くの要因によって引き起こされます。この中で**現代医学でコントロールできるのは眼圧だけ**なので、緑内障の治療法は「眼圧を下げる」ことが中心となるわけです。

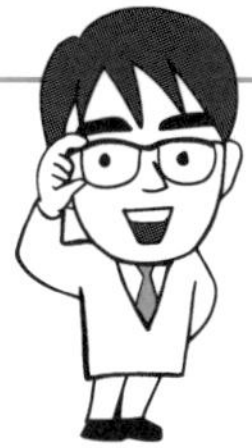

お答えしましょう！

眼球の硬さを保つために内側からかかる圧力のことです。眼球内の水分の循環が眼圧に影響を与えています。

■眼球の硬さを保つ眼圧とは？

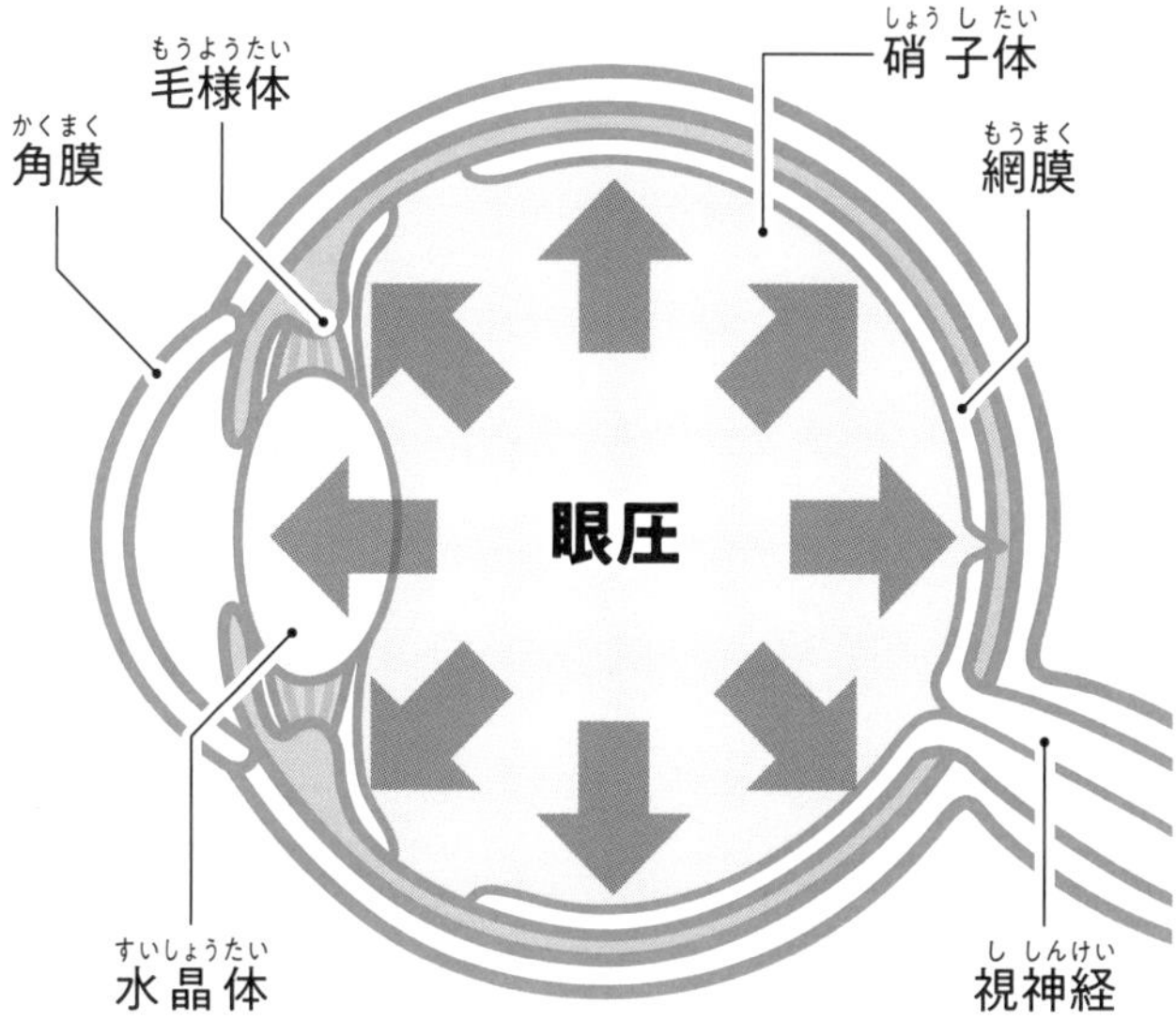

眼圧は、眼球内を循環する房水の産生と排出のバランスによって正常に保たれる。主に房水の排出機能が低下することで、眼球内の水分量が増加して、眼圧が高くなる

ポイント

眼圧の正常値……眼圧の正常値は、10～21mmHg（水銀柱ミリメートル）とされていますが、適正な眼圧には個人差があります。また、眼圧は血圧のように変動し、一日の中で3～6mmHg程度変わります。

眼圧が高いと、どんな悪いことがおきますか？

眼圧が高くても自覚症状はない

眼球内の房水の産生と排出のバランスが崩れ、水分量が多くなると眼圧は上昇しますが、自覚症状はありません。また、眼圧は目の酷使による眼精疲労や睡眠不足などによる影響はあまり受けないとされています。眼圧が高くても、視野に欠損がなく、視神経乳頭（視神経の出口）にも異常がない場合は、**高眼圧症**と診断されますが、基本的には経過観察となります。

しかし、**眼圧が高い状態が続くと、視神経がダメージを受けるリスクは高くなる**ので、眼圧の推移や年齢などを考慮し、早めに緑内障の治療を開始することもあります。

また、眼圧が急激に高くなる**急性緑内障**は、さまざまな発作症状があります。房水の排出口である隅角が完全に詰まってしまうと、次々と産生される房水が行き場を失い、眼の中の水分量が一気に増え、眼球がパンパンになります。

眼圧が急激に高くなると、**激しい頭痛や目の奥の痛み、嘔吐《おうと》感《かん》、充血**などの急性緑内障の発作症状が出ます。また、電球の照明などを見たときに周囲に光の輪のようなものが見える虹視《こうし》症《しょう》も発作症状のひとつです。激しい頭痛により、目の病気と気づかないこともあり、短期間で失明する可能性があるので要注意です。

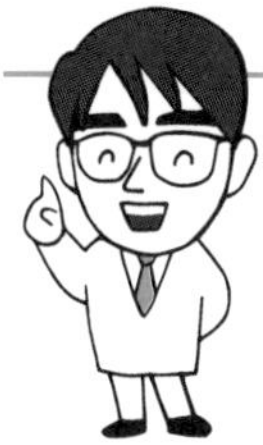

お答えしましょう！

眼圧が高いと緑内障のリスクが高まります。さらに、急激に上昇すると発作が起きることがあります。

■急性緑内障の主な発作の症状

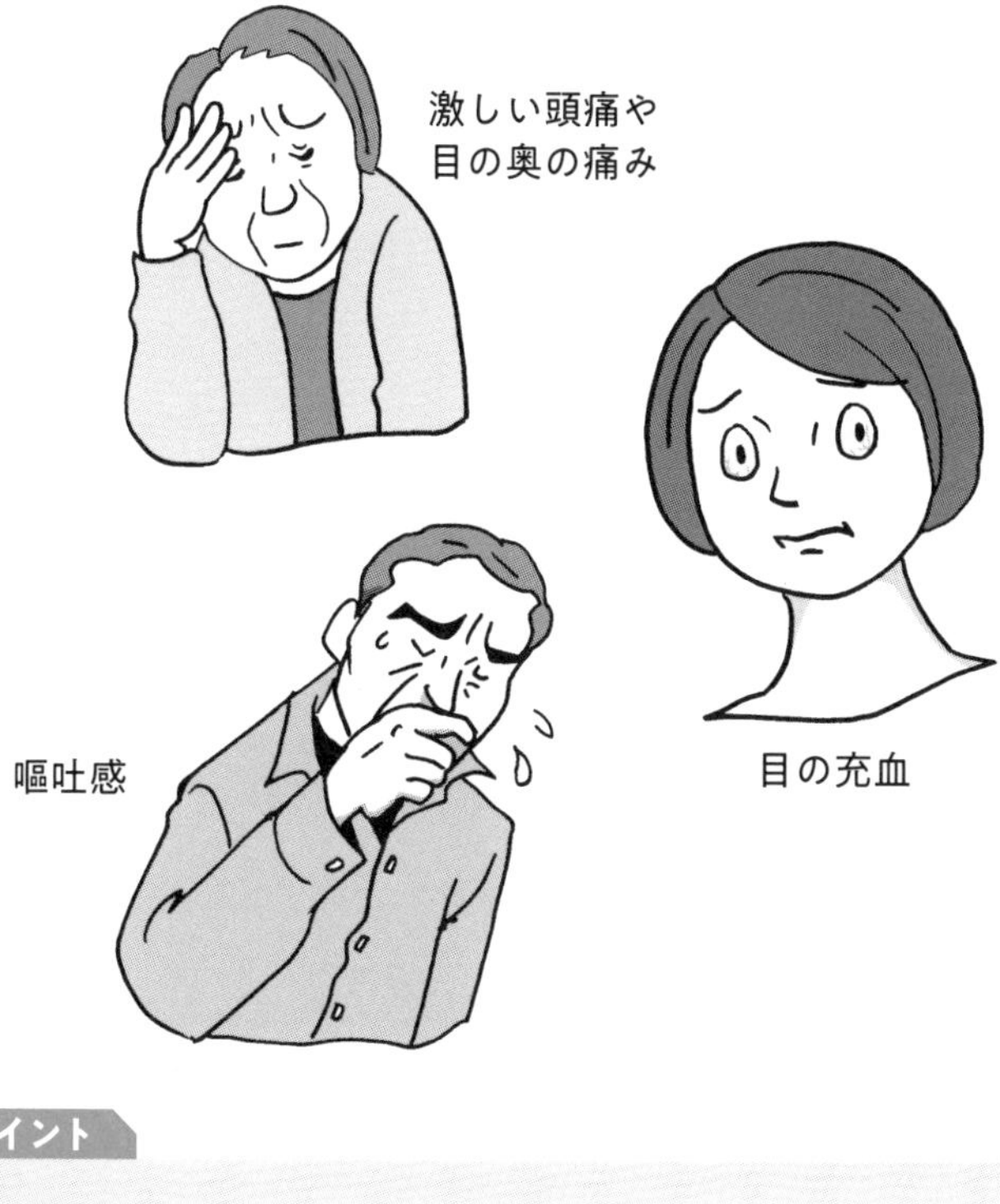

ポイント

急性緑内障の発作……眼圧の急上昇による急性緑内障の発作のうち、頭痛や嘔吐感の初期症状は、脳の病気などと間違えられやすく、治療が遅れてしまうことがあるため注意が必要です。

眼圧はどれくらい下げればいいのですか？

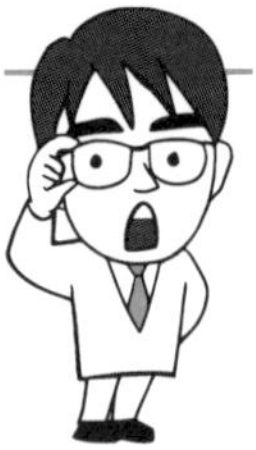

お答えしましょう！

適正眼圧には個人差があります。眼圧検査を複数回おこない、治療方針を決めます。

■ゴールドマン眼圧計による眼圧検査

点眼麻酔後に医師が機器の一部を直接目に当てて測定する。複数回測定して、平均値を出し、各患者の基準眼圧を決定する。

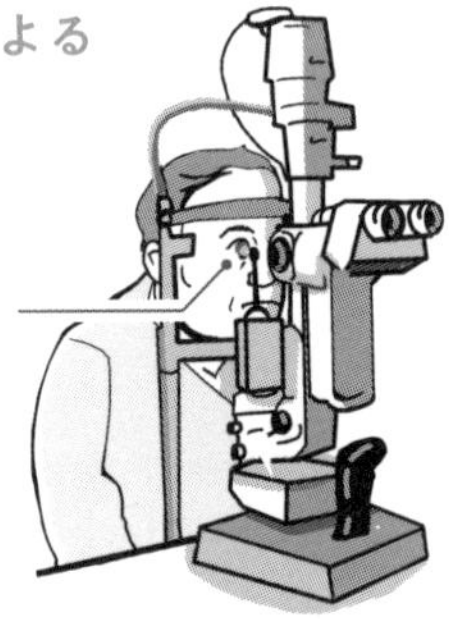

適正眼圧や目標眼圧には個人差がある

緑内障と診断された患者さんは、まず眼圧測定を実施します。複数回測定後に平均値を算出し、基準となる眼圧を割り出します。

さらにその人の適正眼圧を見極めて、目標眼圧を設定します。**適正眼圧や目標眼圧には個人差がある**ため、一概には決められません。

眼圧が高くても視野の欠損が進行しない人もいれば、正常値より低くても視野欠損が進行し続ける人もいるからです。

目標眼圧の設定方法は、代表的なものが2つあります。

ひとつは、**基準となる眼圧から3割減にする方法**です。たとえば、基準の眼圧が20㎜Hgであれば14㎜Hgなどとします。

もうひとつは、**視野欠損の進行具合に合わせて設定する方法**です。たとえば、初期は18㎜Hg、中期は15㎜Hg、後期は12㎜Hgといった感じです。

この他にも**目標眼圧を設定せず、可能な限り眼圧を下げたり、視野欠損の進行に合わせて眼圧をコントロールする方法**などもあります。

目標眼圧を設定するか、どのように設定するかは、すべて医師の判断によって変わります。

目標眼圧が決まると目薬が処方され、治療がスタートします。順調に眼圧が下がれば同じ治療を続けますが、目標眼圧まで下がらない、また視野欠損が進行する場合には目薬を変えたり、追加で処方されます。

患者さんに合う薬が見つかるまで、同じような変更・追加がくり返されます。

もし、目薬による治療をおこなっても、目標眼圧まで下がらない、また視野欠損が進行し続ける場合は、手術やレーザー治療への切り替えが検討されます。

チェック!

適正眼圧・目標眼圧の設定について

眼圧の正常値は10～21㎜Hgですが、そもそも日本人の緑内障患者の70％は正常眼圧緑内障（24～25ページ参照）です。この場合、適正眼圧や目標眼圧は、正常値よりもさらに低く設定されます。目標眼圧の下限は、およそ4～6㎜Hgですが、目薬ではそこまでは下がりません。

目薬はどんな種類があるのですか？

最初に処方されるのはプロスタノイド受容体関連薬が多い

緑内障治療の基本は、目薬（点眼薬）です。目薬は、眼圧を下げる目的で処方されますが、作用の違いで大きく2種類に分類されます。

その前に眼圧について、いま一度確認しておきましょう。

眼の中の毛様体で産生された房水は、眼球内を循環し、隅角から排出されます。この房水の産生と排出のサイクルがバランスよくおこなわれれば、眼圧は正常に保たれますが、隅角が狭くなったり、詰まることで房水の循環が悪くなると眼圧が上昇するのです。

眼圧を下げる目薬は、主に**房水の産生を抑えるタイプ**と**排出を促進するタイプ**の2種類に分類されます（53・55ページのリスト参照）。

『緑内障診療ガイドライン』では、最初に**プロスタノイド受容体関連薬**の処方を薦めており、私も多くの場合この種類の目薬を処方します。プロスタノイド受容体関連薬には、エイベリス®、キサラタン®、タプロス®、トラバタンズ®、ルミガン®などがあります。

これらの薬がよく使われる理由は、**1日1回の点眼で済み、最も効果が高い**からです。ただし、左の表のような副作用が起きやすくなることがあります。

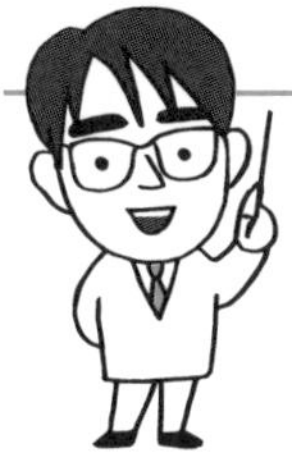

お答えしましょう!

房水排出タイプと房水産生抑制タイプに大別され、プロスタノイド受容体関連薬が主流とされます。

■緑内障の目薬リスト①

房水排出促進タイプ		
エイベリス®	キサラタン®、タプロス®、トラバタンズ®、ルミガン®	デタントール®
プロスタノイド受容体関連薬（EP2受容体作動薬）	プロスタノイド受容体関連薬（FP受容体作動薬）	交感神経α_1受容体遮断薬（α_1受容体遮断薬）
1日1回点眼する	1日1回点眼する	1日2回点眼する
効果は大きい	効果は大きい	効果は低め
角膜が厚くなる、充血、まぶしく感じる、目の痛みなどの副作用がある 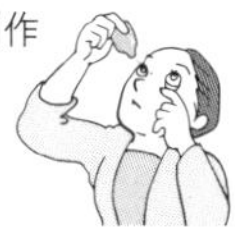	充血、まつ毛が伸びる、目の周囲が黒ずむ、ぶどう膜炎、結膜アレルギー、まぶたの落ち窪みなどの副作用がある。ジェネリックも豊富	目がゴロゴロする、目がかすむ、充血、頭痛、結膜アレルギーなどの副作用がある。補助的な使用が多い

房水排出促進タイプ		
グラナテック®	レスキュラ®	サンピロ®
ROCK阻害薬	イオンチャネル開口薬	副交感神経作動薬
1日2回点眼する	1日2回点眼する	1日3～5回点眼する
効果は中くらい	効果は中くらい	効果は低め
充血、目の痛み、まぶたが腫れる、結膜アレルギーなどの副作用がある。房水の自然な循環を促進する	目がゴロゴロする、充血、まつ毛が伸びる、目の周囲が黒ずむ、まぶたが腫れる、結膜アレルギー、目がしみるなどの副作用がある	充血、目のかゆみ、まぶたが腫れる、白内障、結膜アレルギーの副作用がある。緑内障発作に用いる。ぜんそくの人の使用は注意が必要。継続的使用は避ける傾向

目薬選びには相性があるというのは本当ですか？

目薬は効果よりも相性で選ぶことが多い

前述のとおり、緑内障治療で最初に処方される目薬は、プロスタノイド受容体関連薬が多く選ばれます。これは、房水の排出を促進するタイプに分類されます。53・55ページにリストを掲載しましたが、**プロスタノイド受容体関連薬以外の薬**は、房水の産生を抑えるタイプと排出を促進するタイプのどちらであっても、**その効果については大差ない**と思っていただいて結構です。

52ページで解説したとおり、プロスタノイド受容体関連薬にもいくつかの副作用があるように、その他の薬にもさまざまな副作用を引き起こす可能性があります。

また、詳しくは58〜59ページで解説しますが、緑内障治療の目薬を使うときには、多少の不調を伴うのが普通です。

そのため、患者さんの中には、
「この目薬は、自分には合わない！」
と感じる方が少なからずいらっしゃいます。

つまり、プロスタノイド受容体関連薬の中でも、患者さんとの相性で選ぶことになります。その他の薬を選ぶ場合であっても、**大差のない効果で選ぶのではなく、自分に合うという視点で薬を探していく**必要があります。

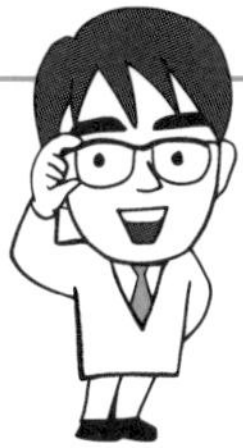

お答えしましょう!

プロスタノイド受容体関連薬以外は効果に大差がないため、体に合って不調が少ない薬を探していくことになります。

■緑内障の目薬リスト②と内服薬

内服薬	房水産生抑制タイプ	
ダイアモックス®	チモプトール®、リズモン®、ミケラン®	トルソプト®、エイゾプト®
炭酸脱水酵素抑制剤	交感神経β受容体遮断薬（β遮断薬）	炭酸脱水酵素阻害薬
1日1～4錠服用する	1日1～2回点眼する	1日2～3回点眼する
効果は中くらい	効果は中くらい	効果は中くらい
肝臓や腎臓に負荷がかかる、手足がしびれる、低カリウム血症などの副作用がある	目がゴロゴロする、目がかすむ、充血、まぶたが腫れる、目の痛み・かゆみ、視力の低下、角膜炎、結膜アレルギーなどの副作用がある。ゲル化剤（64ページ参照）もある。ぜんそくや心臓に持病がある人は医師に要相談	目がゴロゴロする、充血、まぶたが腫れる、目の痛み・かゆみ、頭痛、胃のむかつきなどの副作用がある。エイゾプト®は、懸濁性（64ページ参照）の目薬

房水産生抑制タイプ＋房水排出促進タイプ	
ハイパジール®、ニプラノール®	アイファガン®
交感神経β受容体遮断薬	交感神経α_2受容体作動薬
1日1～2回点眼する	1日2回点眼する
効果は中くらい	効果は中くらい
充血、まぶたが腫れる、目の痛み・かゆみ、結膜アレルギーなどの副作用がある。ぜんそくや血圧の低下、徐脈などの副作用に注意する	充血、まぶたが腫れる、目の痛み・かゆみ、結膜アレルギーなどの副作用がある。眠気や血圧の低下、飲酒に注意する

ジェネリックによっては、しみたり眼圧が下がりにくいものもありますが、逆にしみにくかったり、眼圧が下がりやすいものもあるので、使用については医師と相談するとよいでしょう。

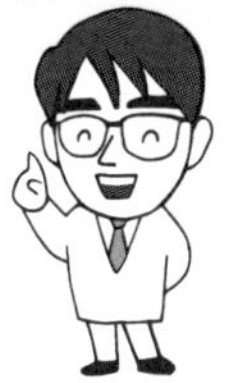

もっと目薬を増やせば眼圧は下がりますか？

症状や進行具合によって目薬の追加や合剤への変更もあり

私の治療の方針でいえば、最初にプロスタノイド受容体関連薬を処方し、**経過を見て進行具合が早い場合には、別途目薬を追加処方**します。

その後、経過によってはさらに目薬を追加しますが、**3～4本程度の併用がほぼ限界**です。

目薬の点眼では、眼圧が期待したようには下がらず目標眼圧に達しない場合、また視野の欠損が進行し続ける場合には、レーザー治療や手術を検討することになります。

1日1回の点眼で済むプロスタノイド受容体関連薬であれば、それほど面倒はないですが、その他の目薬は1日2回、多いものは3～5回も点眼するものもあるため、複数の目薬を併用するのは結構大変です。そのため、点眼を忘れる失敗も増えてしまいます。

最近は、**2種類の薬を混ぜた合剤の目薬**も複数あります。合剤を使えば、当然ですが2種類の目薬を点眼する手間が一度で済ませられるメリットがあります。長く続ける治療ですので、そのメリットは決して小さくありません。

新薬より安い**ジェネリック（後発医薬品）の目薬**も増えました。基本的には、成分も同じで効果も同等なものが多いですが、一部品質が微妙なものもあるので医師に相談してください。

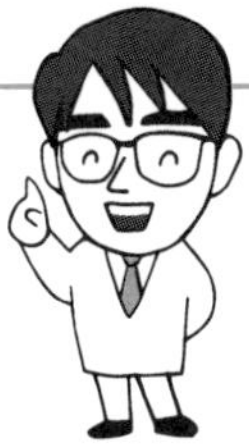

お答えしましょう！

最初に目薬を処方してから経過を見て、視野欠損の進行が止まらない場合は別の目薬を追加しますが、限界はあります。

■緑内障の目薬リスト③（合剤）

房水排出促進タイプ＋房水産生抑制タイプ	
アイベータ®	ザラカム®、ミケルナ®、デュオトラバ®、タプコム®
α_2作動薬＋β遮断薬	プロスタノイド受容体関連薬＋β遮断薬
1日2回点眼する	1日1回点眼する
効果は中くらい	効果は大きい
血圧や心拍数の低下、目が傷つく、目にしみる、見づらくなるなどの副作用がある。ぜんそくや心不全の持病がある場合は使用できない	血圧や心拍数の低下、充血、まつ毛が伸びる、目の周囲が黒ずむ、まぶたの落ち窪み、目が傷つくなどの副作用がある。ぜんそくや心不全の持病がある場合は使用できない

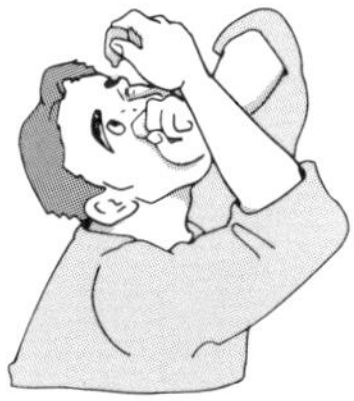

房水排出促進タイプ＋房水産生抑制タイプ	
コソプト®、アゾルガ®	アイラミド®
炭酸脱水酵素阻害薬＋β遮断薬	炭酸脱水酵素阻害薬＋α_2作動薬
1日2回点眼する	1日2回点眼する
効果は中くらい	効果は中くらい
血圧や心拍数の低下、目が傷つく、目にしみる、見づらくなるなどの副作用がある。ぜんそくや心不全、腎機能に重い障害がある場合は使用できない	血圧や心拍数の低下、目が傷つく、目にしみる、見づらくなるなどの副作用がある

複数の目薬を使っている患者さんは、合剤を利用すれば一石二鳥！　点眼を忘れにくくなりますよ。主治医に相談してご活用ください。

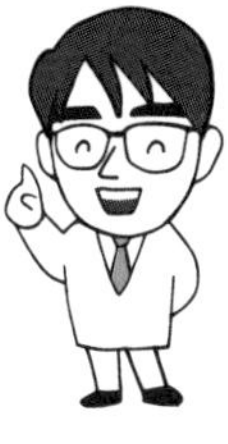

緑内障の目薬をさすと多くの人が不調になるというのは本当ですか？

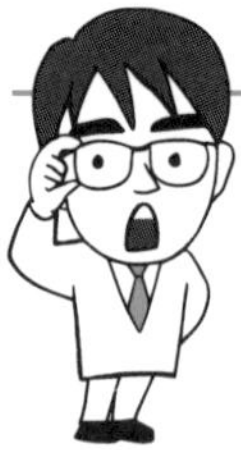

お答えしましょう！

普段の目薬とは違い、緑内障の目薬は充血やかゆみ、ゴロゴロするなど不調を感じることがあります。

■緑内障の目薬は不調を起こしやすい

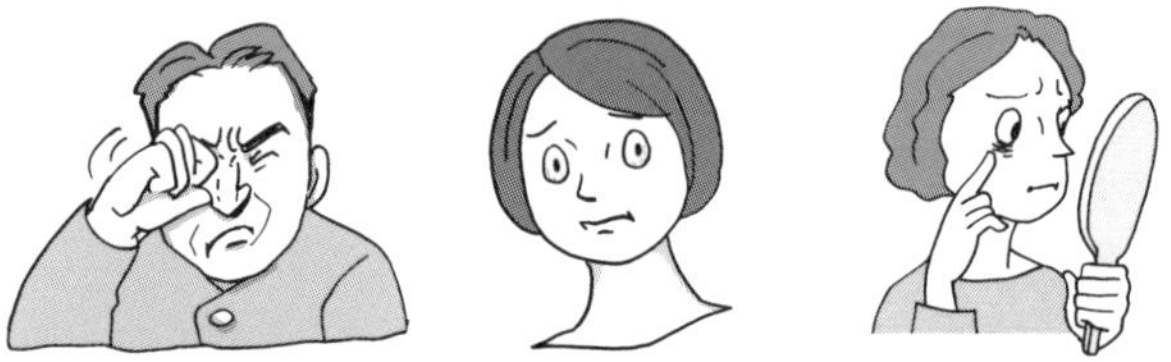

目のかゆみや
ゴロゴロ感

目の充血

目の周囲が黒ずむ
色素沈着

目の充血やかゆみなど多くの人が不調を感じる

普通の目薬は、点眼すると目がスッキリ爽快になるイメージが強いと思いますが、残念ながら緑内障の目薬は、多くの人が不調を感じます。プロスタノイド受容体関連薬の副作用については前述しましたが、他の目薬にもタイプによってさまざまな副作用があります（各薬の副作用は53・55・57ページを参照）。

多くの目薬に共通するのは、目の充血です。

特にグラナテック®は充血しやすい薬です。

アイファガン®は、使い始めの頃には出にくいですが、使い続けるうちに充血してくることが多くあります。併用する場合は、グラナテック®を点眼してから血管収縮作用があるアイファガン®をさすと充血しにくくなるようです。

緑内障の目薬は長期にわたってさし続ける必要があるため、アレルギー反応を引き起こしやすく、**かゆみが出ることも**多々あります。

また、緑内障の目薬に含まれる**防腐剤が目にダメージを与える**ことで、充血の他にも**目がゴロゴロする**などの不調を感じることもあります。眼精疲労用の市販薬の目薬を併用したいという人は、使用すること自体は問題ありませんが、防腐剤によるダメージをより受けやすいので注意が必要です。

不調や違和感が気になる場合は、防腐剤が含まれない薬に替えることもできるので、医師に相談してみてください。

また、ぜんそくや心臓疾患などの持病がある人は、**β遮断薬**タイプの薬（55ページ参照）は**心臓や肺に作用するため特に注意**が必要です。

また、アイファガン®は、**眠気**を促進したり、**血圧を下げる**作用があります。飲酒時に点眼すると眠気やふらつきが出る可能性があるので要注意です。

チェック!

β遮断薬タイプの目薬は要注意！

β遮断薬タイプの目薬は、心臓や肺の働きに影響を与えるため、ぜんそく、徐脈《じょみゃく》（不整脈のうち、心臓の拍動が遅くなる・間隔が長くなる症状。拍動が1分間に50回未満になると徐脈と診断される）、心臓病、心臓が弱い人などは、使用する前に主治医に相談しましょう。

目薬がしみるのですが、替えられますか？

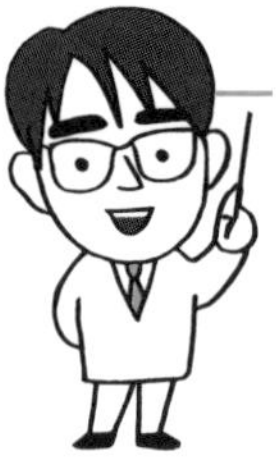

お答えしましょう！

主治医に相談して、自分に合う目薬に替えてもらうのも一案ですが、効果が下がるリスクもあります。

■防腐剤が含まれない目薬に変えるという手も

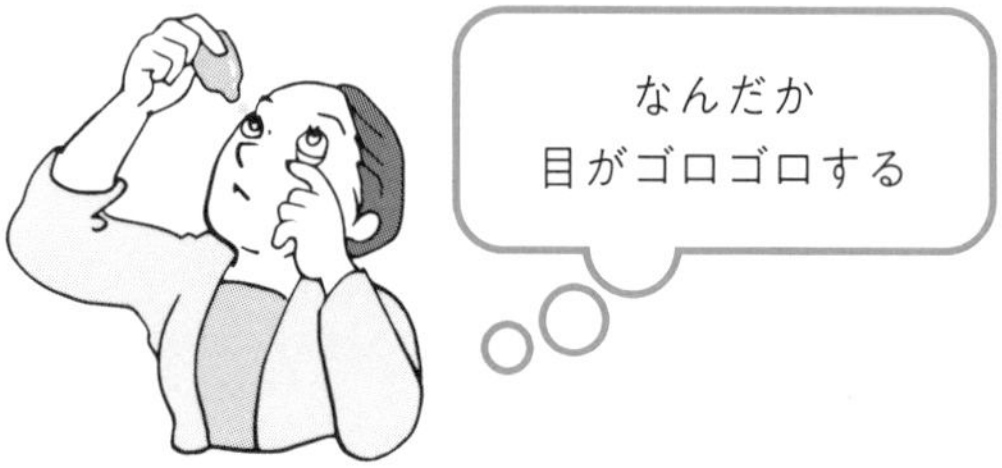

医師は視野を維持するためにベストの目薬を選択している

目の充血やかゆみ、点眼するときに目にしみるなど、緑内障の目薬による不調は、基本的には避けられないものです。患者さんは、長期にわたって毎日点眼し続ける必要があるため、このような不調を耐え難く感じることもあるでしょう。

私たち医師は、患者さんの視野を維持するためにベストと判断した目薬を選択します。本音でいえば、目の充血やかゆみ、目にしみることなど、治療に影響しない副作用に関しては、我慢してほしいと思います。

■医師と患者の思いは、すれ違いやすい

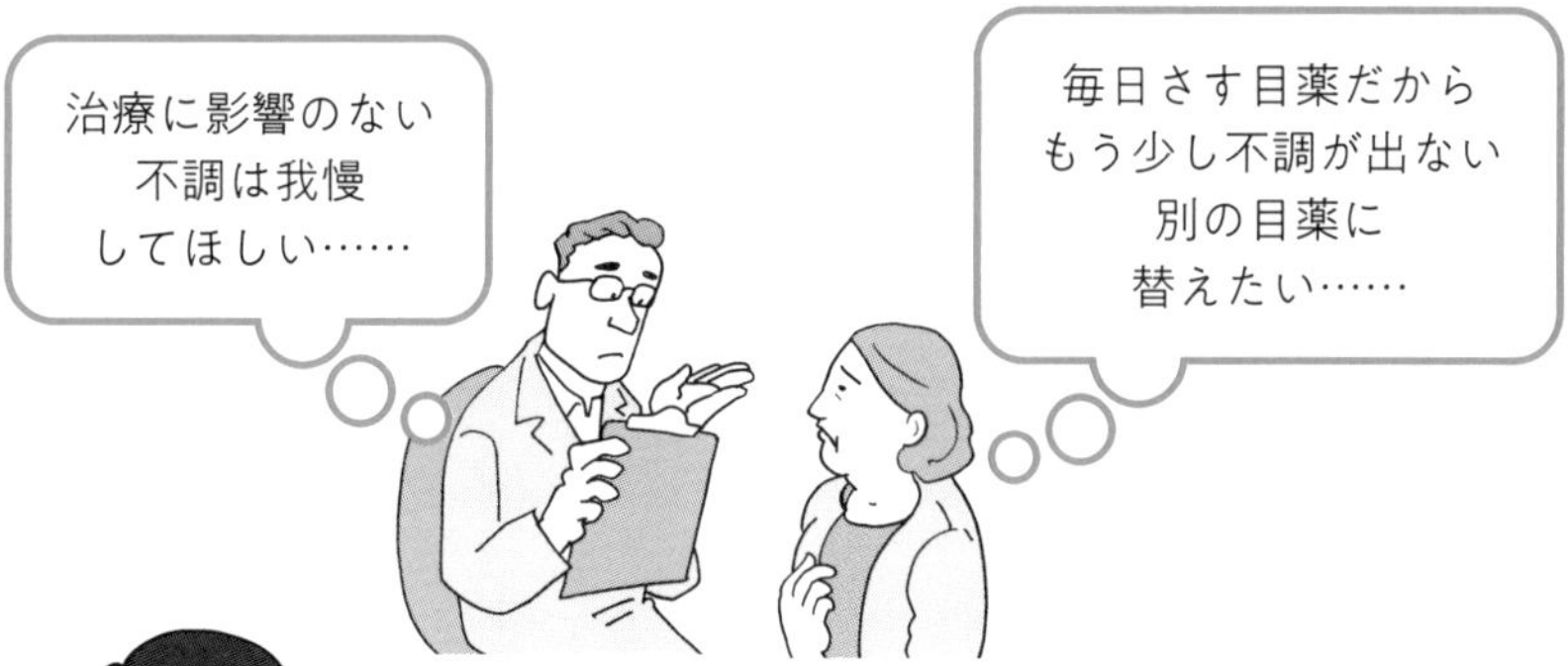
治療に影響のない
不調は我慢
してほしい……
毎日さす目薬だから
もう少し不調が出ない
別の目薬に
替えたい……

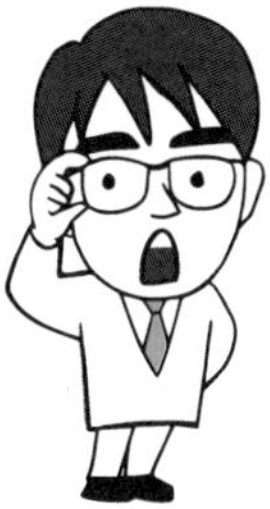

医師は常に治療にベストな目薬を選択しています。目薬を替える場合は、治療効果が下がるリスクは考えておきましょう。

しかし、毎日不調に悩まされる患者さんにとっては、耐え難いと感じる人が多いのも事実です。そんなときは、**医師に相談して別の薬に替えてもらうことも選択肢のひとつ**です。

ただし、医師がベストであると選択した薬を替えるのですから、**治療の効果が下がるなどのリスク**もあります。

あくまで医師の指示のもとですが、**1~2週間目薬をやめるウォッシュアウト**を試すことも考えられます。点眼をやめて不調が改善されれば、目薬の副作用であり、改善されなければ、不調は目薬の問題ではないことが判明します。

ここに注意!

ウォッシュアウト……「休薬」のことで、投薬を止めて時間を置き、薬物とその影響を体内から消すこと。

眼圧を
下げるために
9

さし方で目薬の効果は大きく変わるというのは本当ですか？

ほとんどの人がやっている
間違いだらけの目薬の点眼方法

目薬は、点眼の仕方によりその効果が大きく変わります。また、**ほとんどの人が点眼方法を間違えている**ことも事実です。

間違えやすい点眼時のＮＧについて、順を追って解説します。

まず、目薬を手に取る前に**手を洗わない**のは、感染症の危険性を招きます。

同じ理由で、目薬のフタを取った後、**フタの容器側をテーブルなどに触れるように置く**のもＮＧとなります。

点眼する際に、**目薬容器の口がまつ毛や眼球に触れる**ことも避けるべきです。その理由は、雑菌が目に入ったり、逆に目薬容器を押した凹みが戻るとき、小さなゴミや汚れを吸い込んでしまうリスクがあるからです。

目薬の点眼は1滴のみとし、**数滴さすのは間違い**です。1回に点眼する量を増やしても効果は上がらず、ムダに目薬を消費するだけです。また、副作用も出やすくなるので要注意です。

最も多いＮＧは、点眼後に目をパチパチとまばたきすることです。まばたきすると涙が出て、せっかく点眼した目薬の成分が流出してしまいます。その分、効果が薄れてしまうので注意しましょう。

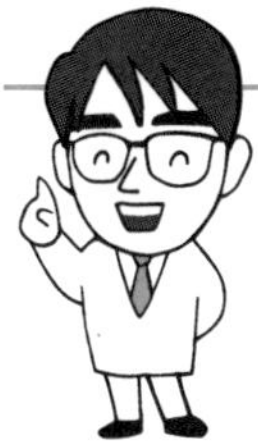

お答えしましょう!

目薬はさし方によって効果が大きく変わります。また、ほとんどの人がさし方を間違えています。

■間違いだらけの目薬のさし方

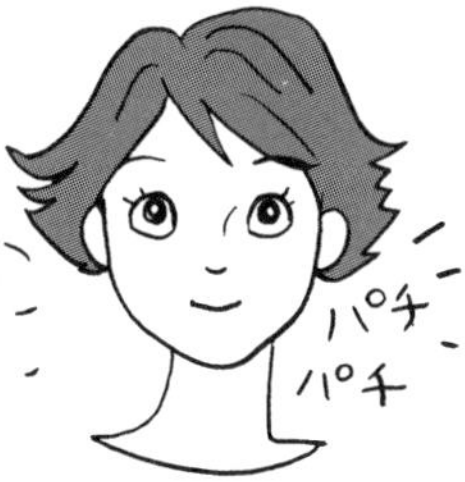

点眼後、パチパチと
目をまばたきする

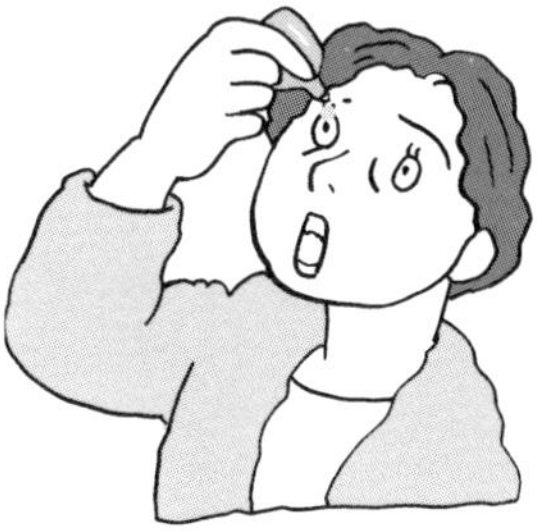

目薬容器の口が
まつ毛や眼球に触れる

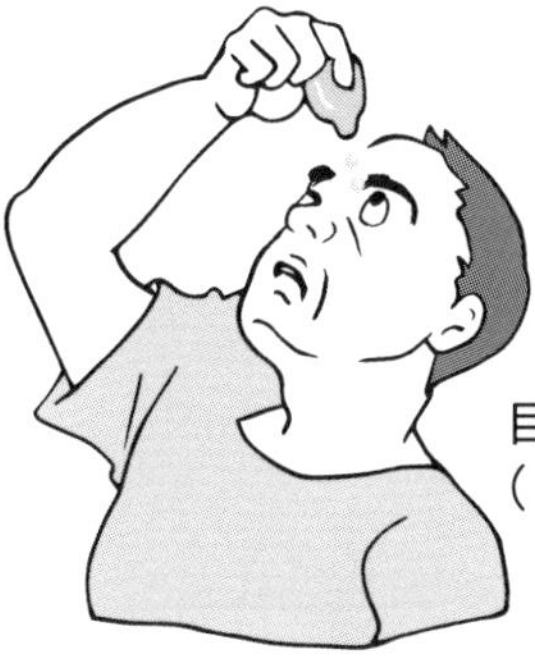

目薬を２滴以上さす
（１滴でよい）

ポイント

まばたきの働き……目のまばたきは、角膜に刺激を与えて、涙腺からの涙の分泌を促進します。また、まばたきによって涙は角膜にまんべんなく広がり、眼を守るバリア機能を発揮しますが目薬は流れてしまいます。

目薬の効果が最大限にアップするさし方を教えてください

点眼時のポイントは目頭を軽く手で押さえること

まず、点眼前には**必ず手を洗い**ましょう。目薬のフタは利き手（目薬容器を持つ手）ではないほうの小指で握り、利き手で回して開けてそのまま持ちます。

顔を上に向けて、**下のまぶたを利き手ではないほうの人差し指で引いて目を開きます**。**点眼する目薬は1滴だけ**です。点眼したら**目を閉じて、1分程度目頭を軽く手で押さえ**ます。これは、目の外側、鼻や口への流出を防ぐためです。この1分間はマインドフルネス（瞑想）をすることをおすすめします（詳しくは72〜73ページ参照）。

目から**あふれた目薬は、アルコールを含まない清浄綿で押さえましょう**。ティッシュの場合は、目の外側にあふれた分だけをふきます。

2種類以上目薬をさすときは、市販薬＋緑内障の目薬の場合は、**市販薬⇓緑内障の目薬の順**に点眼します。最後にさした目薬のほうが流出しにくく、効果を得られやすいからです。

市販薬＋複数の緑内障の目薬の場合は、**市販薬⇓懸濁《けんだく》性の目薬**（粉っぽく、しばらく目に留まって効き始める）**⇓ゲル化剤の目薬**（ドロッとしていて、他の目薬の吸収を妨げる。浸透するまで10分以上かかる）の順にさします。

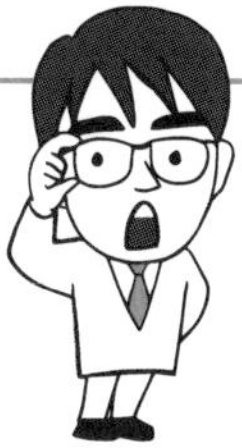

お答えしましょう!

効果を高めるポイントは、目薬の薬効を漏らさず、薄めず、しっかり目に浸透させることです。

■目薬の効果を高めるさし方のポイント

複数の目薬をさすときの注意点

緑内障の目薬を２つ以上点眼するときは、成分をしっかり浸透させるために、最低でも１分間、できれば５分程度は間隔を空けること

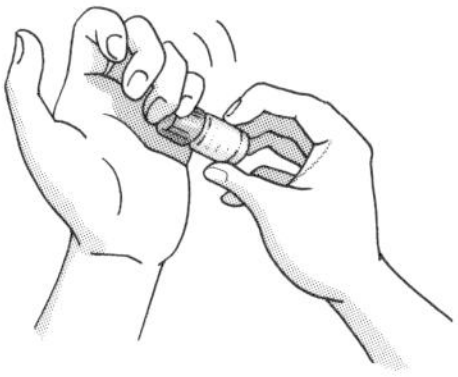

目薬のフタを清潔に保つ

目薬のフタは利き手ではない手の小指で握り、利き手で回して開いて、そのまま持つ

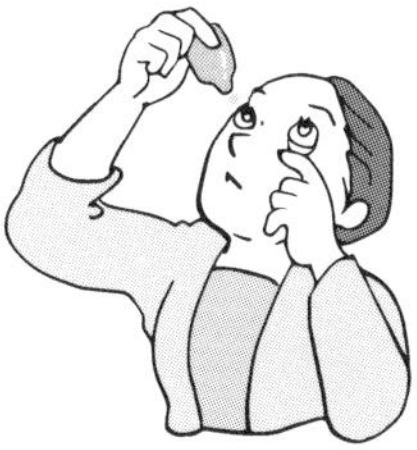

指でまぶたを引く

下のまぶたを人差し指で引いて目を開く。やりにくい場合は、あおむけに寝てもＯＫ！

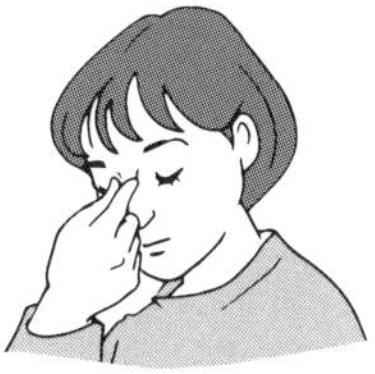

目薬の流出を防ぐ

点眼後は目を閉じて、１分ほど目頭を軽く手で押さえる

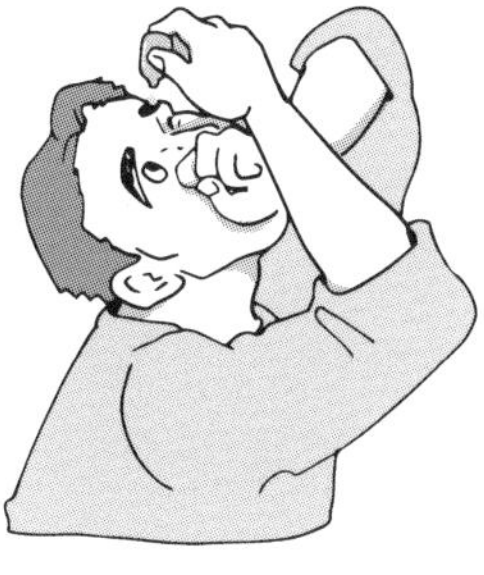

げんこつ法やグッズの活用も有効

げんこつ法は、利き手ではないほうの手をげんこつにして頬に当て、その上に利き手を置いて目薬をさす。市販されている点眼補助具を活用してもよい

目薬をさし忘れてしまったのですが……

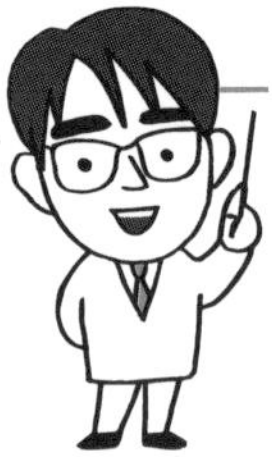

お答えしましょう!

忘れたら、気づいたときに点眼すればOK!　また「時間法」や「行動法」を活用してみましょう。

■毎日の生活習慣に関連づける行動法

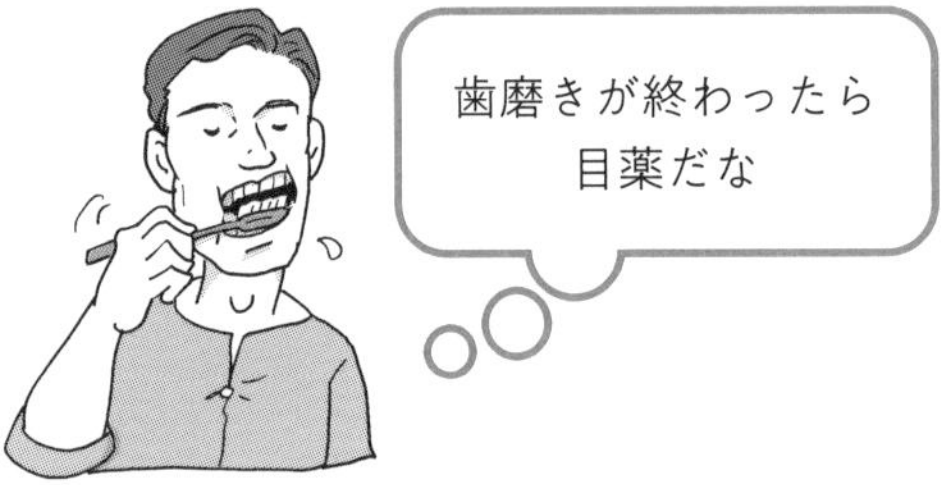

時間法か行動法を身につけて毎日の点眼を習慣化する

緑内障の治療効果をしっかり得るためには、毎日忘れずに目薬を点眼する習慣をつけることが何より大切です。しかし、どうしても忘れてしまうこともあるでしょう。もし、忘れてしまったときには、**気づいたときに点眼する**ようにしてください。多少間隔がズレたとしても、得られる効果が変わるわけではありません。

例外的には、β遮断薬タイプの目薬は、朝に点眼するほうが効果が高いことが判明していますが、その研究結果でも明らかな効果の差が示されているわけではありません。

たとえば、1泊2日の旅行に目薬を忘れてしまった場合などは仕方ないですが、少なくとも手元に目薬があるときは、気づいたときに点眼するようにしましょう。翌日まで点眼しないのは、治療効果の低下につながってしまいます。

毎日の点眼を忘れずに習慣化する方法は、2つあります。

ひとつは、**決まった時間に目薬を点眼する「時間法」**です。自分は忘れないという自信がある人、また後期以降の人などでより真剣に治療に向き合う必要がある方におすすめです。時間法で点眼する場合は、1日1回の場合は朝か晩の24時間サイクル、1日2回の場合は12時間間隔を基本に前後2時間程度の幅で時間を決めて、朝と晩に点眼する習慣がよいでしょう。

もうひとつは、食事や歯磨き、起床・就寝など、**約12時間サイクルでおこなう生活習慣に関連づけて点眼する「行動法」**です。2種類以上の薬を点眼する場合は、食事の前後、歯磨きの前後などにさすようにすれば、食事や歯磨きなどの時間を適切な間隔として活用できます。

いずれにせよ、みなさんが習慣化しやすい方法を選択していただければOKです。

チェック!

時間法と行動法のハイブリッドも◎

時間法には点眼自体を忘れる、行動法には点眼時間がばらつくデメリットがあります。それぞれのデメリットを補う方法として、たとえば「朝7：30の朝食後に点眼する」のようにハイブリッドにすると忘れにくくなります。スマホのアラームの活用なども有効です。

眼圧が下がっていれば進行は止まりますか？

適正眼圧には個人差があり
加齢によって目標眼圧が変わることも

眼圧が3割程度下がれば、70～80％の人は視野欠損の進行が抑えられます。しかし同時に、このことは眼圧を下げても20～30％の人の視野欠損は進行し続けることも示しています。

その理由は、**緑内障の適正眼圧は患者さん一人ひとり異なっている**からです。

たとえば、22㎜Hgという高眼圧であっても視野が欠損しない人もいれば、10㎜Hg以下なのに緑内障を発症して、視野欠損が進行し続ける人もいるのです。

眼圧が下がっても視野欠損が進行する場合は、目薬を追加してさらに眼圧を下げる治療をし、それでも経過がよくならない場合は、手術やレーザー治療への移行を検討します。

また、眼圧が下がって視野の欠損が止まったからといって、完全に安心するわけにもいかないのです。なぜかというと、**加齢により患者さんの目標眼圧が変わることもある**からです。

診察時間の眼圧よりも、家庭にいるときの眼圧が高いケースも6割程度あるという研究結果もあります。また先天的に角膜が弱い人、レーシックで角膜を削った人などは、眼圧が低く測定されるため、測定方法や測定値の検証が必要な場合もあります。

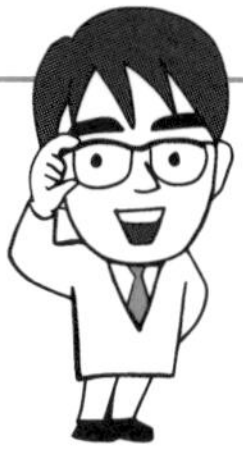

お答えしましょう!

進行には個人差があります。多くの人は視野欠損の進行が抑えられますが、一部の人は止まりません。

■レーシック後は眼圧が低く計測されやすい

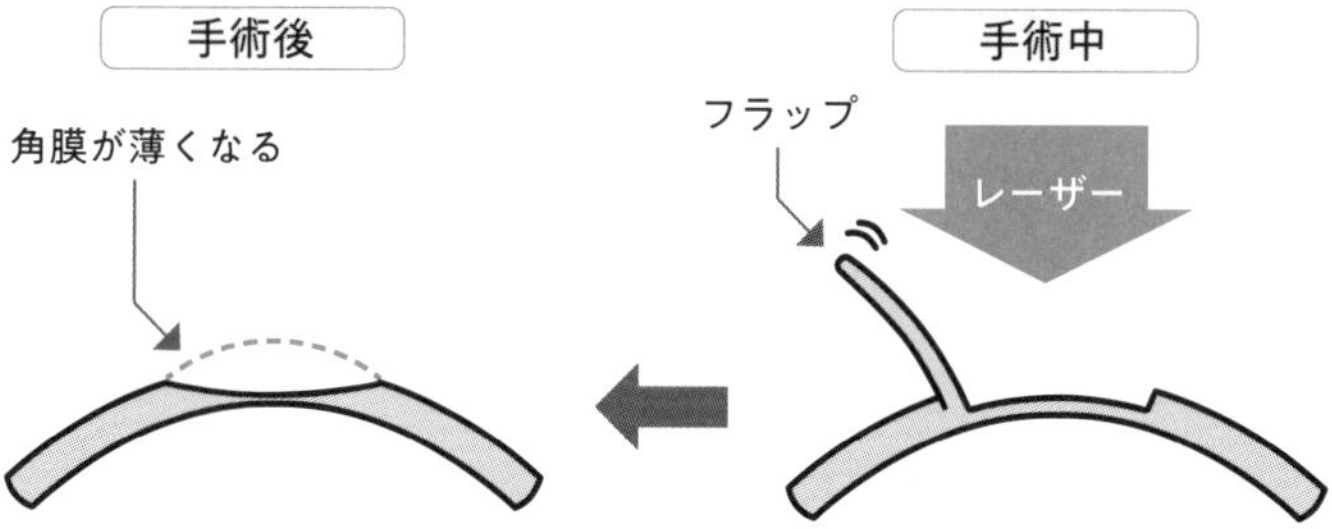

フタを戻して手術完了。削った分、角膜が薄くなるため、眼圧が低く計測されやすくなる

角膜の一部をはがしてフタ(フラップ)をつくり、レーザーで角膜を薄く削る

眼圧と緑内障の進行の関係には、常に個人差があります。また、眼圧測定の方法や測定値にも検証が必要なケースもあります。

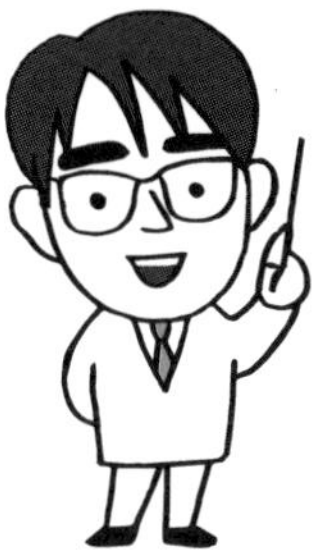

ポイント

眼圧の測定値……眼圧は、血圧と同じように一日の中で変動し、姿勢によっても変わります。先天的な影響、レーシック、加齢によっても変わるため、個人差を考慮しつつ、定期的に測定する必要があります。

目をマッサージすると眼圧は下がりますか？

リラックス効果はあるが目の周りのマッサージはNG

緑内障に効果があるマッサージは確認できていないというのが現状です。実際、緑内障に有用であるというマッサージは、私が調べた限り出てきません。漢方や鍼灸などの東洋医学の手法に関しても、科学的な裏付けを示すデータは十分ではないと言わざるを得ません。

注意すべきは、「緑内障に効く」と言い切っているものです。マッサージは、あくまでリラックス目的でおこなってください。またリラックス目的であっても、**目の周りをマッサージするのはNG**です。緑内障によいどころか、悪化する可能性もあるので絶対やめてください。

治療の基本は目薬です。あくまで**心身をリラックスする目的で、目の周囲以外のところをマッサージするというのが正しい**と思います。

また、マッサージだけに限らず、東洋医学の手法も含めて、**西洋医学を全否定する治療法からは離れて欲しい**と思います。

その理由は、私が勤務する病院にも西洋医学を否定する人から指導された治療を受け続けた挙句に、後期まで進行してしまい、ほぼ手の施しようのない患者さんが少なからずいらっしゃるからです。こんなときほど、専門医として悔しい思いをすることはありません。

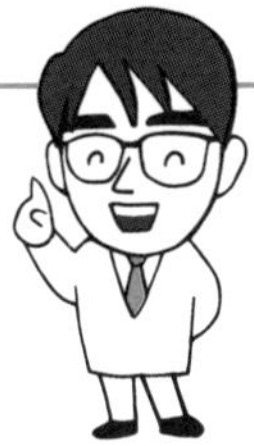

お答えしましょう！

目やその周辺のマッサージは危険です。緑内障に効果があるマッサージは、確認されていません。

■目やその周辺のマッサージはNG！

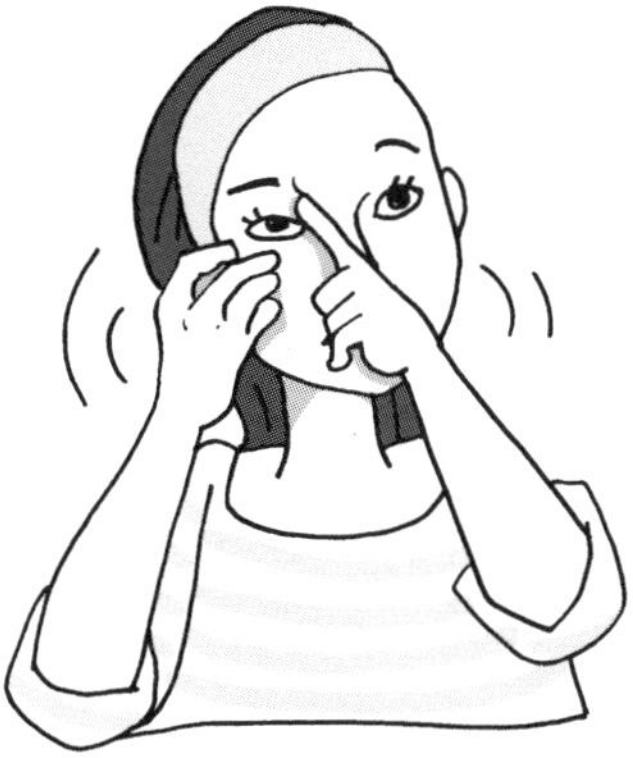

目やその周りをマッサージするのは緑内障によいことはなく、むしろ悪化するリスクがあるので絶対にやめましょう！　眼圧が下がることもありません。

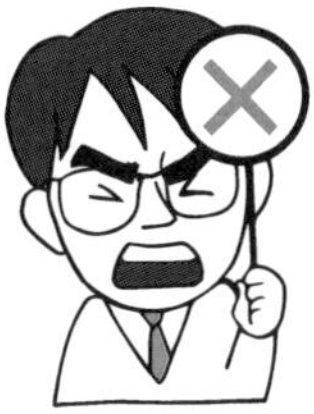

チェック！

目を温めるケアやグッズの効果について

「目を温めるといい効果がありますか？」とよく質問を受けますが、残念ながら眼圧を下げる効果はありません。しかし、緑内障の患者さんは目の表面が荒れやすいので、そのケア方法としては有効です。

マインドフルネスって効果ありますか？

腹式呼吸を加味しておこなうとより効果が期待できる

マインドフルネスとは、簡単にいえば**「いま、ここにある状態に満足する」という瞑想の一種**のことです。瞑想というと「なんだか、怪しいな……」と警戒される方もいらっしゃるかもしれませんが、実は科学的にその効果を裏付ける研究結果も示されていて、世界的に大変多くの人が実践しています。

緑内障への効果についても複数の研究結果が示されていて、**マインドフルネスをおこなうことで眼圧を平均4㎜Hg程度下げる効果がある**といわれています。通常、目薬1本で眼圧は2～4㎜Hg下げる効果があるとされているので、マインドフルネスには**目薬1本程度の治療効果が期待できる**といえます（ただし、目薬を止めるのはNGです）。

おすすめしたいマインドフルネスのやり方は、呼吸法を加味したものです。まずは、雑音が入らないリラックスできる空間を探しましょう。そこで意識を集中させて、「いま、ここにいる自分」という存在に、ただ向き合うイメージです。呼吸は、腹式呼吸です。ゆっくり大きく鼻から息を吸い、吐きましょう。

時間は1分程度、点眼後に目をつむって目頭を押さえる時間におこなうのもよいでしょう。

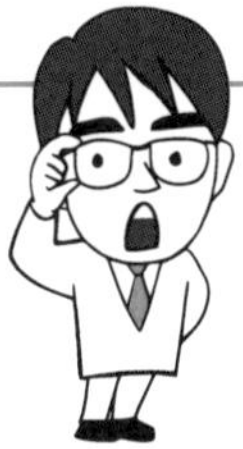

お答えしましょう!

複数の研究結果により、マインドフルネスには眼圧を4㎜Hg程度下げる効果が認められています。

■マインドフルネスは点眼後の1分間だけでもOK!

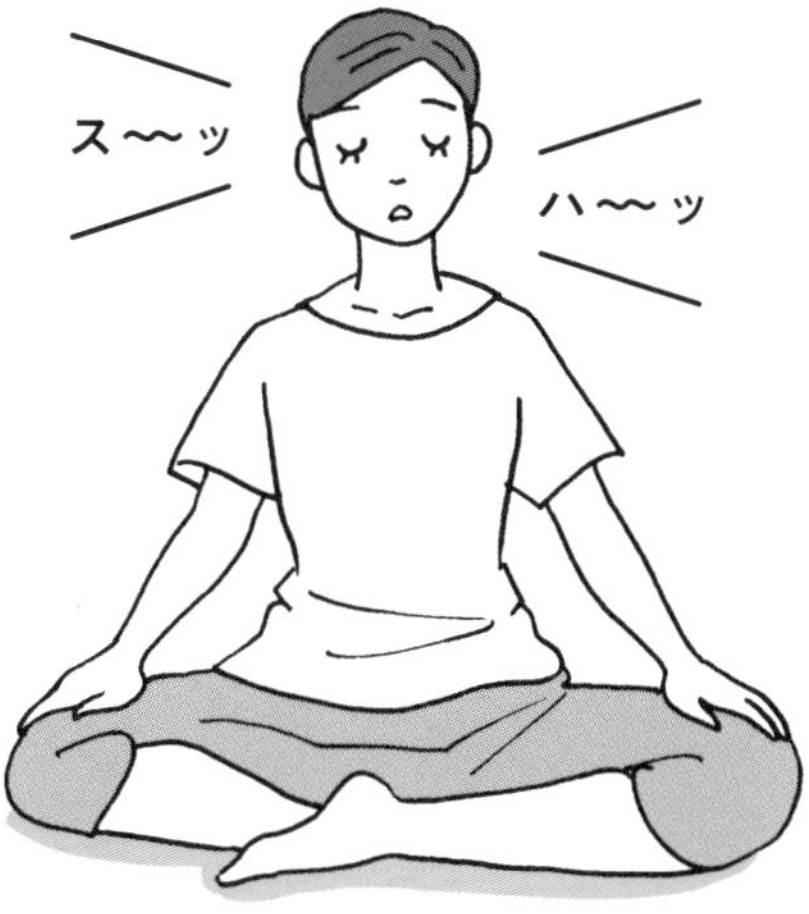

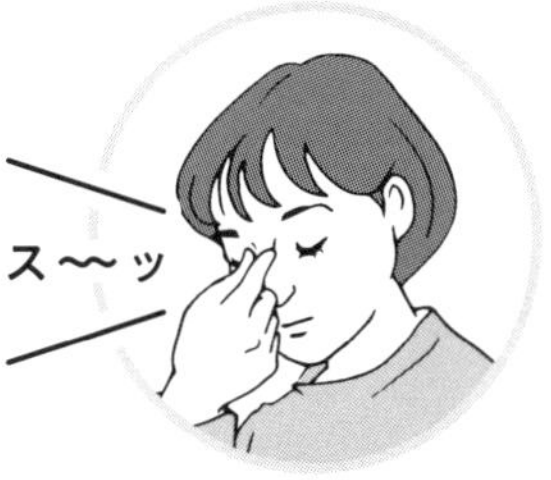

点眼後、目頭を押さえている
1分間だけでも効果がある

ポイント

マインドフルネス……1970年代後半頃からアメリカでは医療分野で用いられるようになりました。その後、多くの医学的研究がおこなわれて今日にいたっています。

視野に有効なトレーニングがあれば教えてください

いまある視野を有効に使うために脳を鍛えるトレーニングを

「見る」という行為は、最終的には目ではなく、脳がおこないます。目から入ってくる情報を、脳がうまく処理することで、私たちは「見る」ことができるのです。

ここでは、有効視野を広げる「脳知覚トレーニング」をご紹介します。左図の中心にある「ココを見る」を見つめたまま、周囲にある2つの円、それぞれの円上にならぶマークのうち、ひとつだけ違うマークがあることをパッと認識できるかを毎日確認しましょう。この一瞬で認識するトレーニングを続けることで、みなさんの有効視野を広げることができます。

有効視野とは、上下に各20°、左右に各30°の範囲で、人がいる、物がある、また変化などをなんとなく把握できる実用度の高い視野をいいます。一度失った視野は戻りませんが、**有効視野は訓練によって拡大できる**ことが医学的研究によってわかっています。**視野の真ん中を見つめたまま周囲の情報を認識することを分散的集中**といいますが、この能力を鍛えることで、段差をよけたり、車の運転中に飛び出してきた人を避けるなど、不測の事態への反応が早くなります。また、**認知症になるリスクを29%も抑えられる**という報告もあります。

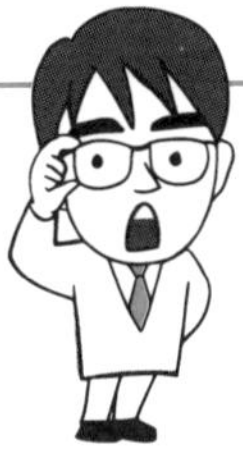

お答えしましょう！

「見る」という行為は、目と脳の共同作業です。脳を鍛えて見やすくするトレーニングを紹介します。

■脳を鍛えることで有効視野を広げる

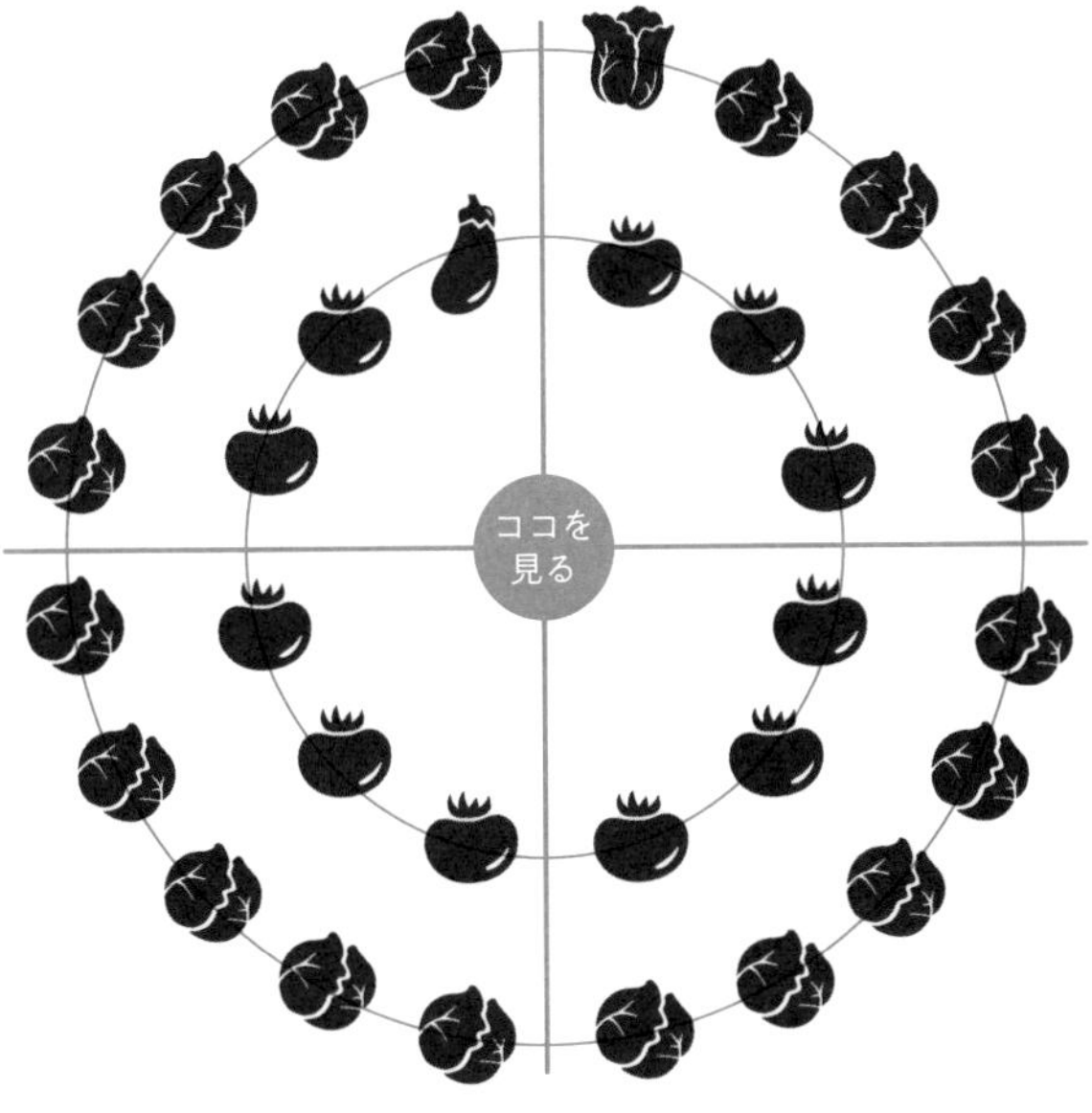

出典：『1日3分見るだけで認知症が予防できるドリル 脳知覚トレーニング28問』（平松類著、SBクリエイティブ）内の図を参考に作画

ポイント

分散的集中 …… 分散と集中は、一見矛盾しているようですが、簡単にいえば「●●しながら▲▲する」ということです。もともと人間には不得意なことですが、訓練によって上手にできるようになります。

column 3

疲れ目用の目薬をさしてもいい？

緑内障の目薬を点眼し続けると、どうしても目の表面が荒れやすくなります。そのため、市販されている疲れ目用の目薬を併用したいという患者さんは、多くいらっしゃいます。併用に関しては基本OKなのですが以下のルールをおすすめします。まず、市販の目薬は、なるべく防腐剤を含まないものを選んでください。また、点眼する順番は、市販の目薬→緑内障の目薬とし、緑内障の目薬の流出を防ぐようにしてください。

目薬の併用ルール

①市販薬は防腐剤を含まない目薬を選ぶ

②市販の目薬→緑内障の目薬の順にさす

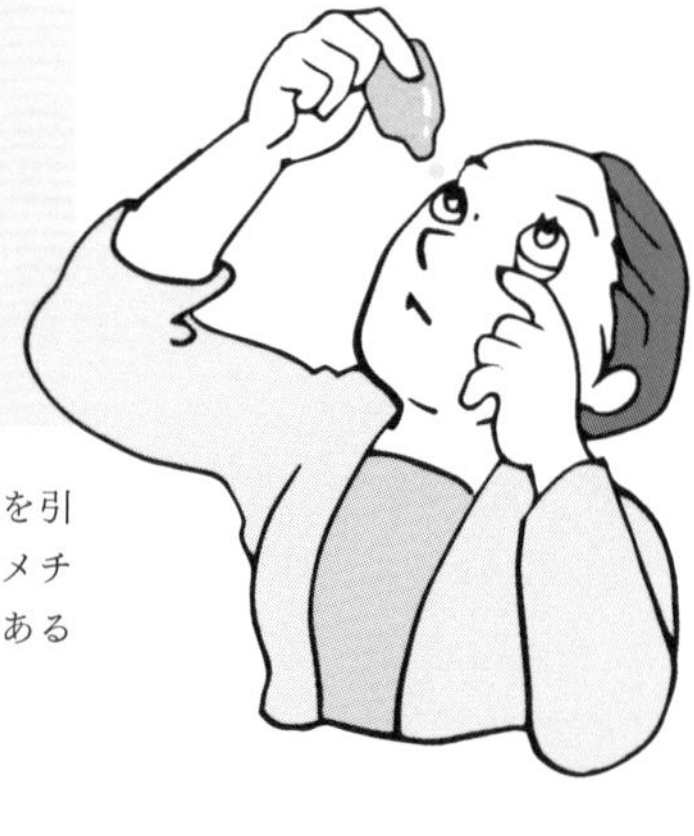

※閉塞隅角緑内障の場合は、急性緑内障を引き起こす可能性があるネオスチグミンメチル硫酸塩を含まない目薬を選ぶ必要があるため、主治医に相談を

第 3 章

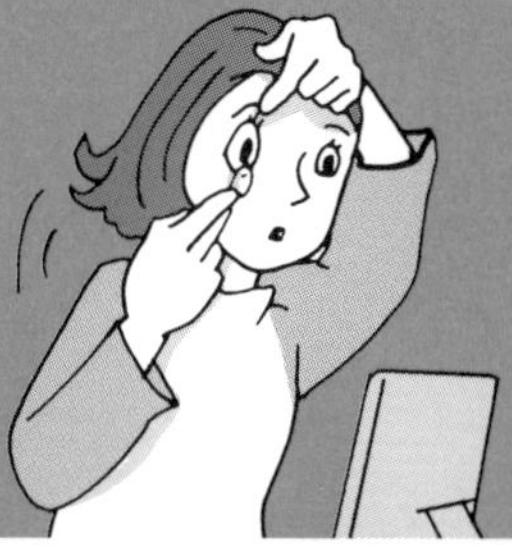

毎日の生活で気をつけることはありますか？

緑内障はどんな人がなりやすいのか？　睡眠・入浴・食事はどうすれば？　眼鏡とコンタクトはどっちがよいのか？　などの疑問について解説します。

この章のポイントを平松先生のYouTube動画でチェック！

どんな人が悪化しやすい？

緑内障と食事の関係

コンタクトレンズは使ってもいい？

どんな人が悪化しやすいのですか？

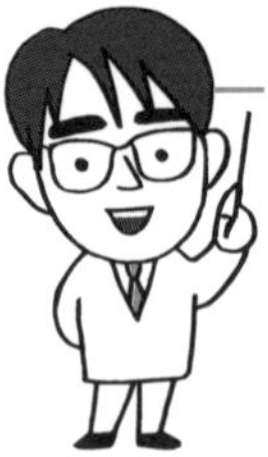

お答えしましょう！

家族に緑内障患者がいる、視神経が弱い、生活習慣病や眼圧が高くなる習慣がある人などです。

■乳頭出血とは？

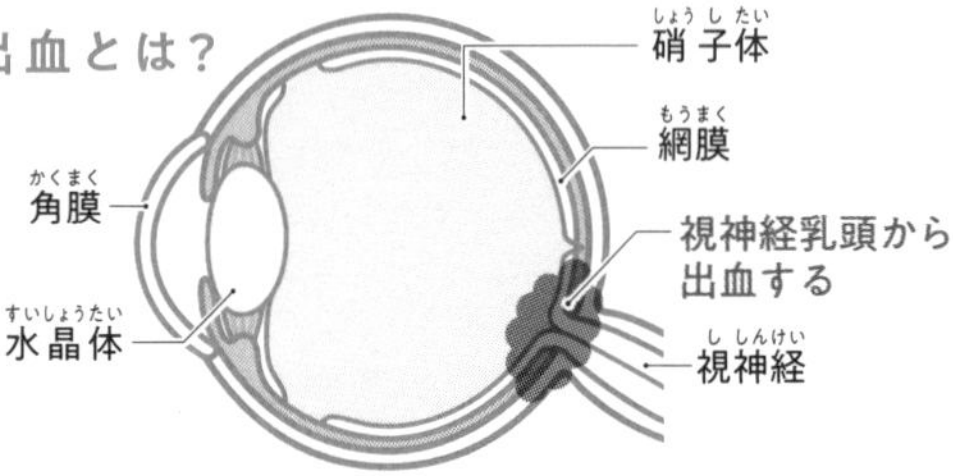

視神経の出口である乳頭部からの出血は、健康な人では極めて稀なケース。緑内障を発症している人、もしくは発症しつつある人に特徴的に生じる出血とされる

家族や親類が緑内障、視神経が脆弱、眼圧が上がる病気・習慣がある人は要注意

緑内障になりやすい人、その症状が悪化しやすい人について、タイプ別に解説しますので、該当する方は早めに眼科を受診してください。

①家族や親類に緑内障の患者がいる

血縁のある家族や親類に緑内障の患者さんがいる人は、そうでない人と比べて緑内障になりやすく、悪化もしやすいという研究報告があります。このように血縁者に患者がいると同じ病になりやすいことを、医学用語では「家族性がある」といいます。

②近視が強い

③眼圧の変動が激しく検査値がばらつく

④もともと視野が悪い

⑤乳頭出血しやすい

近視が強くなると視神経が引っ張られて、ダメージを受けやすくなります（詳しくは108〜109ページ参照）。また、眼圧の変動が激しく、検査値がばらつく人も、視神経が傷つきやすいといえます。また、先天性や持病により、もともと視野が悪い人も、緑内障の症状が悪化しやすい傾向があります。

乳頭出血とは、目の診察時に認められる視神経の出口・視神経乳頭からの出血のことです。

乳頭出血しやすい人は、視神経が脆弱なため、緑内障になりやすく、症状も悪化しがちです。

また、正常眼圧緑内障のリスクもあります。

⑥高血圧・低血圧・糖尿病などの病気がある

⑦睡眠時無呼吸症候群である

これらの病気がある人は、緑内障だけでなく、各病気の治療も並行しておこなってください。

⑧日常生活の中でいきむことが多い

負荷の高い筋力トレーニング、重いものを持ち上げる肉体労働などの習慣がある人は、眼圧が上がりやすいので注意しましょう。

チェック！

なぜ親族が緑内障の人は発症しやすい？

血縁関係のある家族や親類に緑内障の患者さんがいる人は、緑内障リスクが高くなるという理由については、遺伝的原因と環境的原因の両方が関係しているとされています。つまり、緑内障になりやすい体質・環境・生活習慣があるということなのです。

睡眠のときに気をつけることはありますか？

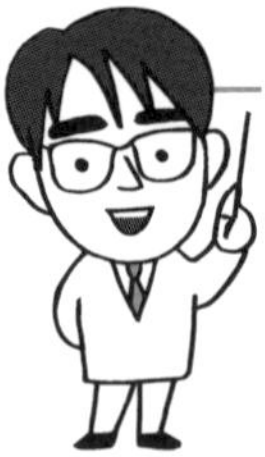

お答えしましょう！

睡眠中は眼圧が高くなります。枕の高さなどに気をつけましょう。睡眠時無呼吸症候群にも注意！

■なぜ睡眠中は眼圧が高くなる？

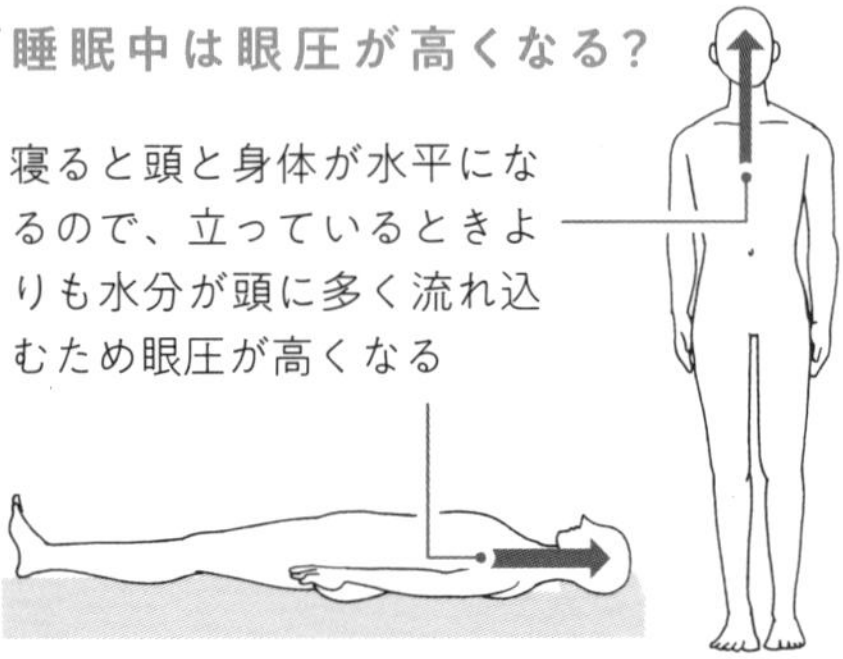
寝ると頭と身体が水平になるので、立っているときよりも水分が頭に多く流れ込むため眼圧が高くなる

睡眠時間は7～9時間がベスト
寝不足・寝過ぎはともにマイナス

睡眠は、心身が受けた疲労やダメージを回復させるためにとても重要です。寝不足は、その回復時間が短くなり、目にも悪影響を与えます。また、長時間寝過ぎる習慣も、緑内障にはマイナスの影響があります。その理由は、**睡眠中は必ず眼圧が高くなる**からです。

寝ると頭と身体が水平になるため、起きているときよりも水分が頭に多く流れ込み、眼圧が高くなるのです。通常よりも**2～4㎜Hg程度、眼圧が上がる**とされています。つまり、睡眠時間が長過ぎるとその分眼圧の高い時間が続いて、視神経がダメージを受けやすいわけです。

とはいえ寝不足もマイナスですから、**睡眠時間は7〜9時間がベスト**ということになります。

また、睡眠時の眼圧上昇は、寝る姿勢や寝方によって予防・軽減することができます。

まず、**枕は15°程度の傾斜で頭が高くなるものを使用する**ことで眼圧の上昇を防げます。緑内障の研究報告の中では30°の枕を推奨するものもありますが、寝にくいと思います。

うつぶせ寝は眼圧が上がります。また、目が枕で押されて圧迫され、さらに眼圧が上がるリスクもあります。基本的には**あおむけ寝がよい**でしょう。視野欠損の進行に左右差がある人は、視野が悪いほうの目を上にして寝ることで進行を抑制することができます。

また、緑内障に限ったことではありませんが、**睡眠時無呼吸症候群は要注意**です。睡眠中に何度も呼吸が止まり、または浅くなって体が低酸素状態に陥ることで緑内障にも悪影響を及ぼします。専門医を受診して適切な治療を受けてください。

チェック!

枕の高さを少し高くすると◎

首の角度が30°になる枕を推奨する向きもありますが、15°程度のほうが寝やすく、かつ眼圧の上昇も十分に抑えられます。

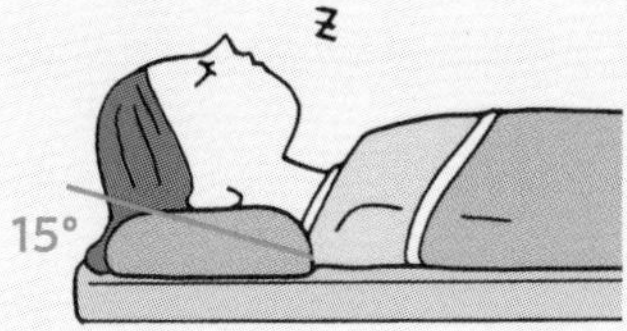

おすすめの入浴方法はありますか？

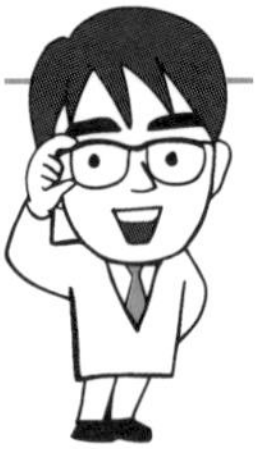

お答えしましょう！

入浴はあくまでリラックス目的です。熱過ぎる湯や長風呂は避け、ぬるめの湯でくつろぎましょう。

■ぬるめの湯にゆったり浸かるのが◎

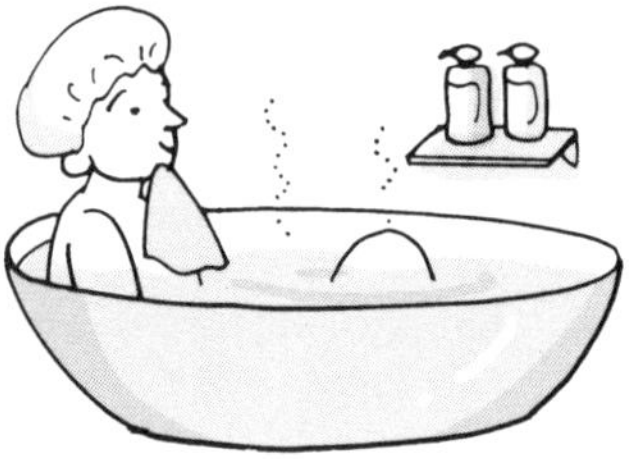
38℃前後の
ぬるめの湯に
10～15分程度が
ベスト！

長風呂は避けてぬるめの湯でリラックス&睡眠の質を上げる

入浴による緑内障への影響は、まだよくわかっていません。熱めの湯に入ると、体内には、ヒートショックプロテインというたんぱく質が増加します。このたんぱく質には、免疫力を高めて疲労を回復させる効果があり、緑内障の研究においても視神経に好影響を与えるのでは？　ともいわれています。

しかし、逆にこのたんぱく質が緑内障に悪影響を与えるのでは？　ともいわれています。つまり、ヒートショックプロテインの緑内障への効果のほどは、よくわかっていないのです。現

■入浴の1時間後に眠くなる

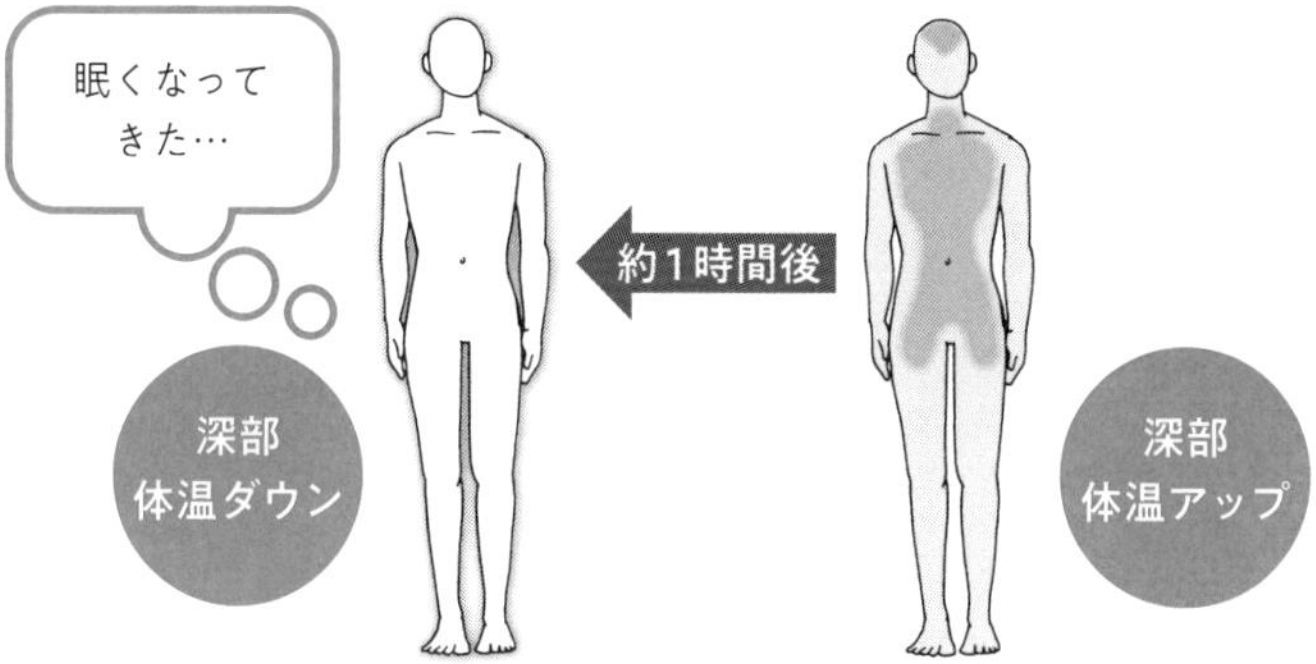
眠くなってきた…
深部
体温ダウン
約1時間後
深部
体温アップ

体の中心部の体温を「深部体温」といいます。深部体温をお風呂で上げると約１時間後に下がって、入眠しやすくなりますよ。

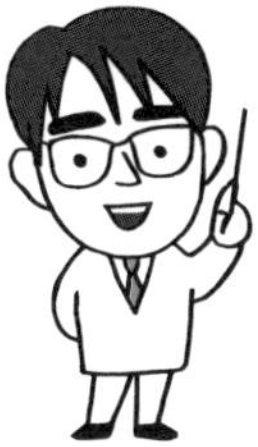

時点においては、入浴はあくまで心身のリラックスを目的におこなうべきといえそうです。

私が推奨するのは、**38℃前後のぬるめの湯に10〜15分程度、ゆっくり浸かる入浴**です。40℃以下の温度で、長湯は避けてください。その理由は、**脱水を避ける**ためです。入浴前に少しずつ水分を摂取しておくのもよいでしょう（一気飲みは、眼圧上昇のリスクあり）。

また、就寝の1時間前に入浴を済ませると、体の中心部の体温がゆるやかに下がり、入眠しやすく、睡眠の質も向上するのでおすすめです。

ここに注意！

一気飲みは要注意！……大量の水分を一気に摂ると房水の量が増えて眼圧が上がるので、水分補給はゆっくりと。

スマホ・PCのおすすめの見方はありますか？

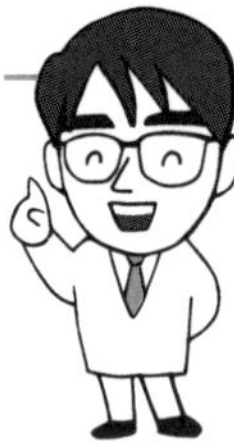

お答えしましょう！

ディスプレイの明るさや大きさ、使い方に注意し、少しでも目にやさしい利用を心がけてください。

■画面は目にやさしい明るさに設定する

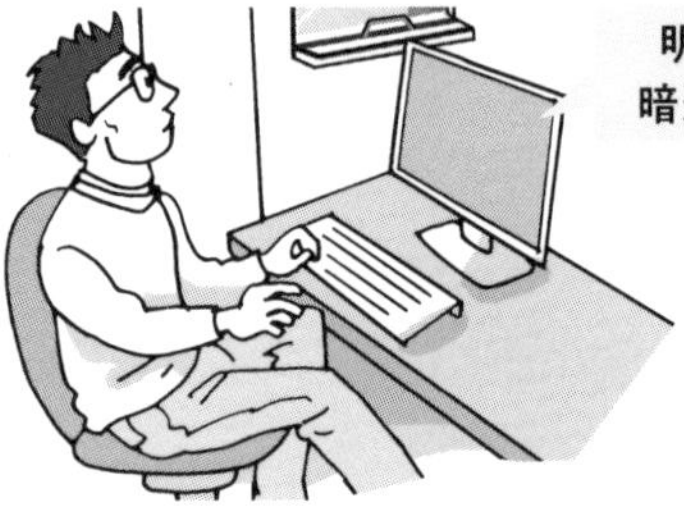

NGとなる使い方を避けて目にやさしい利用を心がける

現代人にとってスマートフォンやパソコンは、欠くことのできない生活必需品です。スマホやパソコンによる緑内障への影響については、現時点ではあまり研究が進んでいませんが、私の診療時の印象では、スマホやパソコンをよく使う患者さんのほうが視野欠損の症状が進みやすいと感じています。

前述したとおり、私自身も緑内障のリスクがあるので、理想的にはスマホもパソコンも控えめにしたいところですが、現実的には業務上において不可能です。

■就寝前・暗所・寝ながらのスマホはNG!

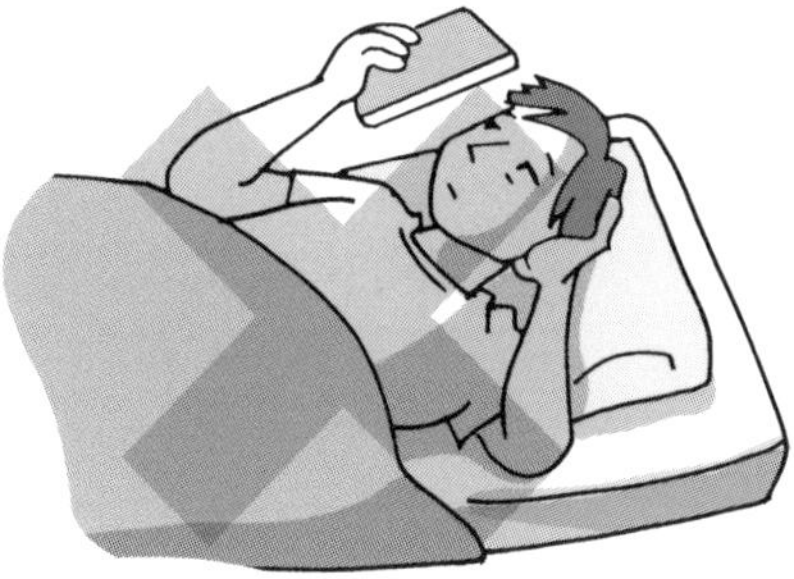

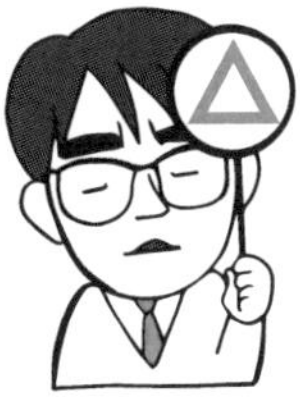

スマホやパソコンは生活必需品ですが、私の診察時の印象では、よく使う人のほうが視野欠損の症状が進みやすいようです。

大切なのは、眼圧が上がるような使い方を避けて、少しでも目にやさしい利用を心がけることでしょう。

ディスプレイの照明は、**目にやさしい適度な明るさ**に設定しましょう。スマホは、**なるべく大きめのものを使用**し、すでに視野が悪い人は、白黒反転の機能を上手に活用してください。

ともに**就寝前の使用はブルーライトが入眠を妨げるリスクになる**ので控えましょう。

また、スマホは**寝ながら見たり、暗いところで見ると眼圧が上がる**ため要注意です。

ポイント

ブルーライト……ブルーライトは、睡眠ホルモン・メラトニンの働きを抑制して、睡眠の妨げになるので要注意。

おすすめの食事はありますか？

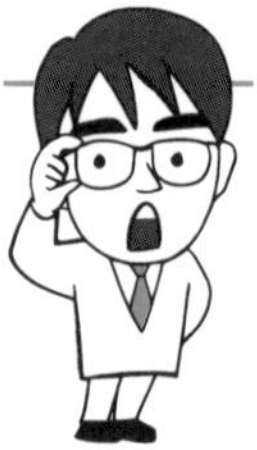

お答えしましょう！

たんぱく質をしっかり摂り、栄養バランスのよい食生活を心がけましょう。糖質や塩分は控えめに。

■高たんぱく低糖質の食事を心がける

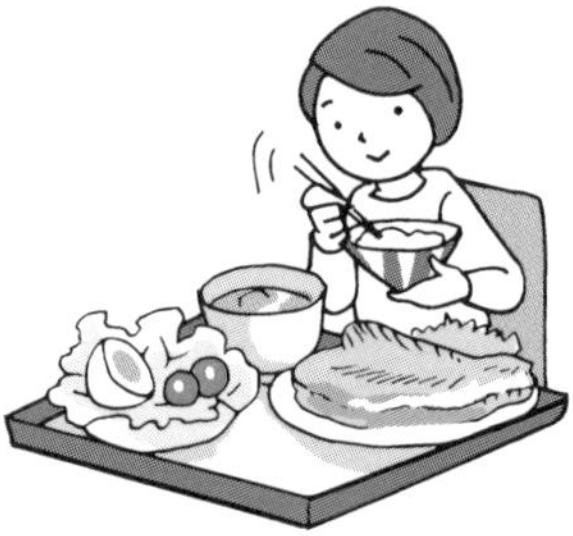

肉や魚を必ず摂り、白いごはんは控えめに。野菜やきのこ、海藻なども十分に。塩分の摂り過ぎにも注意する

バランスの良い食事が基本 アルコールは控えめに

まず、大切なのは栄養バランスのよい食事を摂ることです。「緑内障に○×がいい！」というような情報に左右されず、**バランスのよい食生活を続けるのが一番**です。

具体的にいえば、まず三大栄養素であるたんぱく質・脂質・炭水化物（糖質）のうち、**たんぱく質をしっかり摂り、糖質は控えめ**を心がけてください。たんぱく質は、私たちの体を形成する細胞の新陳代謝に必要な原料となる栄養素です。目も例外ではなく、日々古い細胞から新しい細胞へと生まれ変わっているので、新しい細胞の原料となるたんぱく質が不足してしまうと、構造的に脆弱となり視神経もダメージを受けやすくなるのです。

たんぱく質の宝庫は、ずばり肉です。実際、**肉をしっかり食べている人は高齢者でも緑内障になりにくい**という研究結果もあります。ただし、食べ過ぎるのではなく、1日3食内で欠かさずに適量食べることを心がけましょう。

糖質は摂り過ぎると血管がもろくなり、血流が悪くなることで視神経がダメージを受けます。甘いお菓子などはもちろんですが、白米や精白小麦粉なども同様なので控えめにしましょう。

高血糖と同じように高血圧も血管を傷つけて、視神経にダメージを与えます。**塩分（ナトリウム）の摂り過ぎにも注意**しましょう。塩分が多い調味料を控え、酢やかんきつ類、香味野菜やスパイスなどを活用し、酸味や香り、辛味を生かすとおいしく減塩できます。

また、アルコールも血管に負担を与えます。少量であれば問題ありませんが、大量摂取は視神経にダメージを与え、視野の欠損を促進するリスクがあります。週3日、1日に日本酒なら1合、ビールなら中瓶（500㎖）程度に。

チェック！

塩分を排出するカリウム

塩分の摂り過ぎを予防するためには、減塩対策だけでなく、塩分を排出する働きのあるカリウムを積極的に摂ると効果的です。アボカド、ほうれん草、納豆などの大豆製品、モロヘイヤ、にら、切り干し大根などの食品がおすすめです。

※ただし、高カリウム血症の人は注意する

生活習慣の注意点
6

やってはいけない運動、おすすめの運動はありますか？

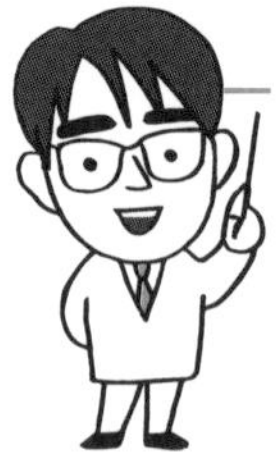

お答えしましょう！

息を止めて力むハードな筋トレなどではなく、ウォーキングなどの有酸素運動をおすすめします。

■ハードな筋トレは×　ウォーキングは◎

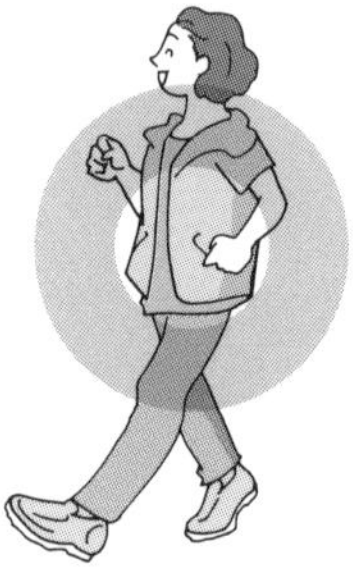

足の筋肉を動かして血行を促進する。視神経へのダメージを抑える効果がある

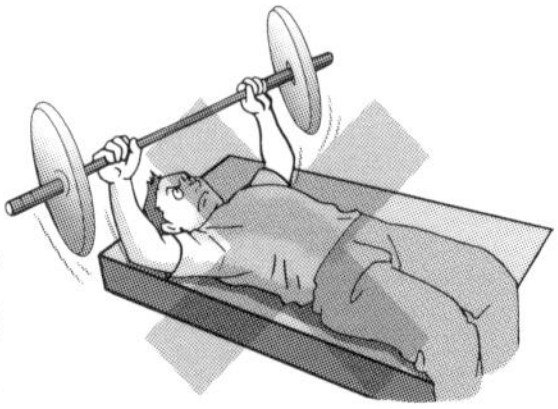

息を止めて力むと眼圧が上がってしまう

ハードな筋トレよりもウォーキングやジョギングがおすすめ

緑内障の患者さんが運動するときは、いくつか注意点があります。

息を止めて力むようなハードな筋力トレーニングは、眼圧を上げるリスクが高いので、避けてほしいと思います。トレーニングのときに、**息を止めて力むと眼圧は40㎜Hg以上に上がってしまう**こともあります。

もちろん、筋トレそのものは健康維持のために有効です。後期の患者さん以外は、スクワットや腹筋、腕立て伏せなどの筋トレであれば、1セット10回を1日3セット程度までなら問題ありません。ただし、**筋トレをするときには、息を止めないように注意**してください。また、超高重量の筋トレにも注意が必要です。

水泳のゴーグルは、締めつけがキツいものは眼圧が4〜5㎜Hg程度上がります。なるべく大きめで強く締めつけないものを選ぶようにしてください（ただし、緑内障手術後の3カ月間は、水泳やスキューバダイビングは避けてください）。

一般的にヨガは問題なく、その呼吸法は眼圧を下げる効果が期待できます。ただし、頭を下にして長時間保つようなポーズは、眼圧を上げるリスクが高いので避けましょう。

緑内障の患者さんに**おすすめしたいのは、ウォーキングやジョギング、軽いランニングなどの有酸素運動**です。

足の筋肉を動かすことで全身の血流が促進され、血管のコンディションを決める内皮細胞が元気になって血管をしなやかに保つことができます。その結果、視神経のダメージを抑える効果が大いに期待できます。

有酸素運動をおこなう時間は、1日30分程度でOKです。最低でも週1回、可能であれば週3回おこなうようにしてください。

チェック！

息を止めて運動すると眼圧が上がる！

ハードな筋力トレーニングは、息を止めて力んでしまいます。息を止めて運動をすると眼圧が40㎜Hg以上に上がってしまうという研究結果もあるので要注意です。ハードな筋トレは控え、スクワットや腹筋、腕立て伏せなどを適度におこないましょう。

緑内障になっても読書を続けて大丈夫でしょうか?

寝ながらの読書はNG
大活字本や電子書籍リーダーの活用を

読書が好きな人には緑内障を患う人が多いという研究はありますが、その因果関係については定かではありません。

ただ、読書の習慣がある人に近視が多いのは事実です。近視は視神経にダメージを与える要因のひとつで、緑内障リスクを高める原因にもなります(詳しくは108〜109ページ参照)。

緑内障になったからといって、読書を止める必要はありません。初期や中期の方であれば、普段通りの読書を続けても何ら問題ありません。後期となり、生活に支障が出るほど視野の欠損が進行している患者さんには、**大活字本**(文字が大きく、本自体も大判のもの)**やオーディオブックなどの活用**をおすすめしています。

電子書籍の場合は、**専用の電子書籍リーダー**がよいでしょう。その理由は、ディスプレイの光が目に直接入るスマートフォンやタブレットとは異なり、**光が画面を照らすバックライト方式**を採用しているからです。

読書をする姿勢には、注意をしてください。**寝ながらの読書はNG**です。「寝ながら読むと眼圧が上がる」という研究結果があるからです。読書は座った姿勢で、本を正面にして読み、長時間うつむかないように注意しましょう。

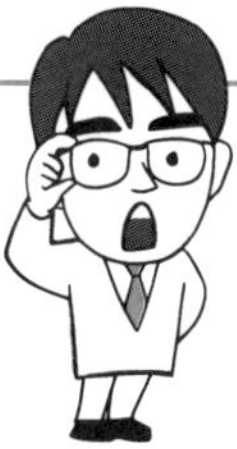

お答えしましょう!

問題ありませんが、本を読む姿勢や電子書籍に使う端末の選び方には注意が必要です。

■読書は座って本を正面にして読む

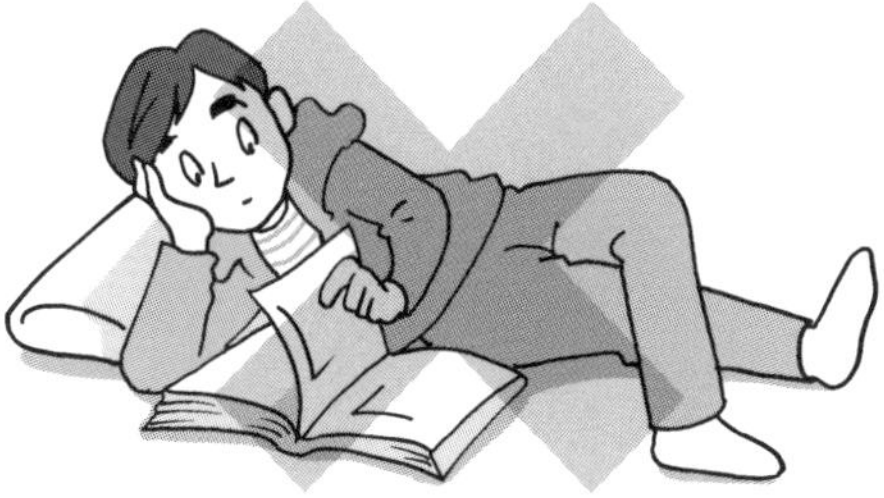

寝ながらの読書はNG。読書は座って、長時間うつむかないように本を正面にして読むのがおすすめ

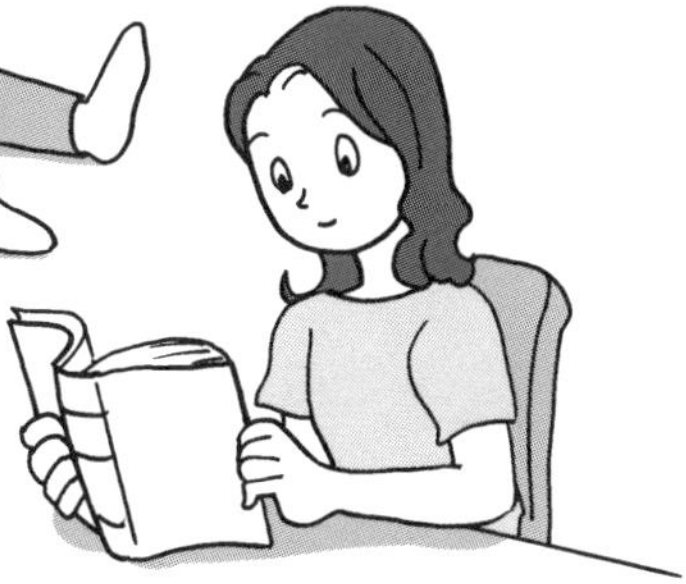

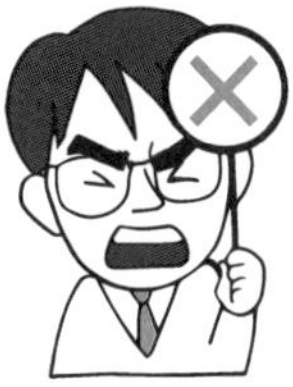

読書を寝ながらすると眼圧が約２㎜Hg上昇するという研究結果が報告されています。

ポイント

バックライト方式……普通のスマートフォンやタブレットは端末のディスプレイ自体が発光します。バックライト方式の電子書籍リーダーは、ディスプレイの背後に光源があるため、光が直接目に当たりません。

コンタクトレンズはつけても問題ないですか？

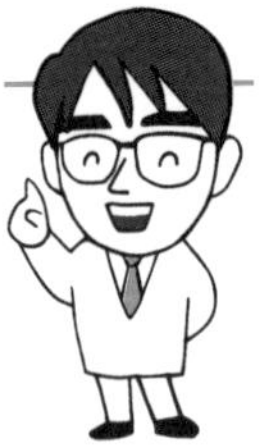

お答えしましょう！

緑内障の目薬を使用すると目の表面が荒れやすいので、コンタクトレンズよりも眼鏡がおすすめです。

■コンタクトレンズよりも眼鏡が理想的

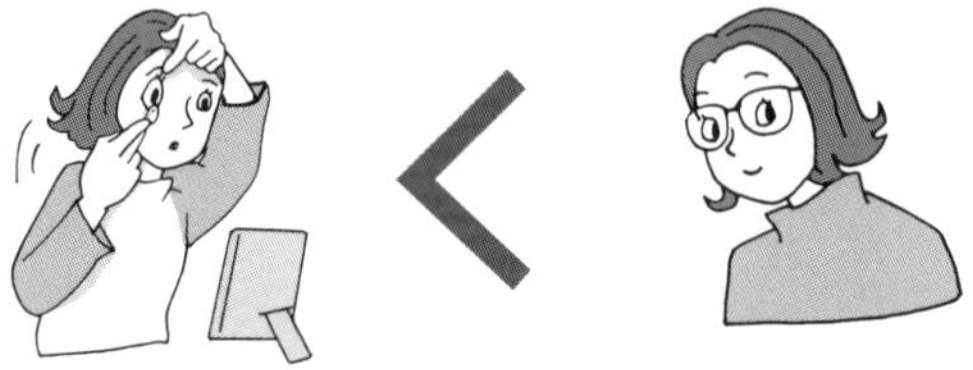

コンタクトレンズは目の表面を傷つけやすい

緑内障の患者には、眼鏡のほうがよい。レンズは大きめのものを選ぶ

コンタクトレンズの使用は目の表面を傷つけやすい

緑内障の患者さんには、**なるべく眼鏡を使用する**ようにおすすめしています。

コンタクトレンズは、どうしても**目の表面を傷つけやすいというリスクがある**からです。緑内障の目薬を使い続けていると、目の表面が荒れやすくなるため、コンタクトレンズよりも眼鏡のほうが無難ということになるのです。

もちろん、コンタクトレンズの使用が絶対ダメだというわけではありません。

長時間の使用は避ける、違和感や異物感（目がゴロゴロするなど）があったら使用を止める、使用する期間をきちんと守る、主治医にコンタクトの使用を伝えるなどをクリアしていただければOKです。

カラーコンタクトは、酸素透過性が低い素材で目が酸素不足になる、レンズのカーブがきつく角膜の変形をまねくなど眼の障害が起きやすいので避けましょう。

また、治療法によっては制約があります。目薬によってはコンタクトレンズをしたままでは点眼することができなかったり、手術によっては使用できなくなることもあります。

ただし、目にトラブルが発生した場合に、**いつでもコンタクトレンズを外せるように眼鏡も1本は持つ**ようにしてください。

眼鏡のレンズ選びにもいくつか注意点があります。遠近両用眼鏡は便利なものの、普通の眼鏡よりも見え方の質が低く、視野が欠損している人が使うと脳で補っていた部分が見えづらくなり、不調や違和感を覚えやすくなります。近視用と老眼用の2つの眼鏡を用意したほうがよいでしょう。

また、眼鏡のレンズは、広く視野をカバーできる大きめのものを選ぶとよいでしょう。

チェック!

コンタクトレンズを使用できなくなる手術

主流の手術で最も効果が高いトラベクレクトミー（線維柱帯切除術。146～147ページを参照）や最新の手術であるアルコンエクスプレス®（148ページを参照）などの手術をおこなうと、基本的にはコンタクトレンズの使用ができなくなります。

サングラスをかけるべきですか？ブルーライトはカットすべきですか？

紫外線カットの機能は緑内障に限らず目にやさしい

紫外線は、とても強いパワーを持っています。この強い光が目から入ると、緑内障だけでなく、白内障や加齢《かれい》黄斑《おうはん》変性《へんせい》など、多くの目の病気を引き起こす原因となります。つまり、視神経へのダメージを減らすために**緑内障の患者さんがサングラスを使用するのは賢明**だといえます。

サングラスの色の濃度と紫外線カットの効果は、まったく関係ありません。

また、ある程度**高めの価格の眼鏡やコンタクトレンズにも紫外線カットの機能は入っている**ので、お持ちのものが該当する場合は、無理にサングラスを使う必要もありません。

いずれにせよ、サングラスや眼鏡、コンタクトレンズを購入する場合は、紫外線カットの機能について確認するようにしてください。さらに紫外線をカットしたい方は、目の病気について積極的に取り組んでいる眼鏡屋さんで、効果の高い**遮光《しゃこう》眼鏡**を購入するとよいでしょう。

スマートフォンやパソコンから出るブルーライトは、入眠を妨げるリスクがあると前述しましたが、最近の研究では**ブルーライト自体は緑内障に悪い影響はなく、目への影響が少ない光**ということがわかってきました。就寝前や長時間の使用を控えれば、何も問題はありません。

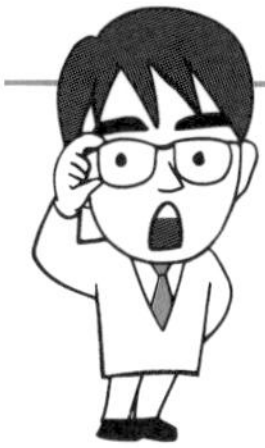

お答えしましょう!

紫外線をカットするサングラスを使用するのは賢明です。一方でブルーライトは問題ありません。

■紫外線カットで視神経を守る

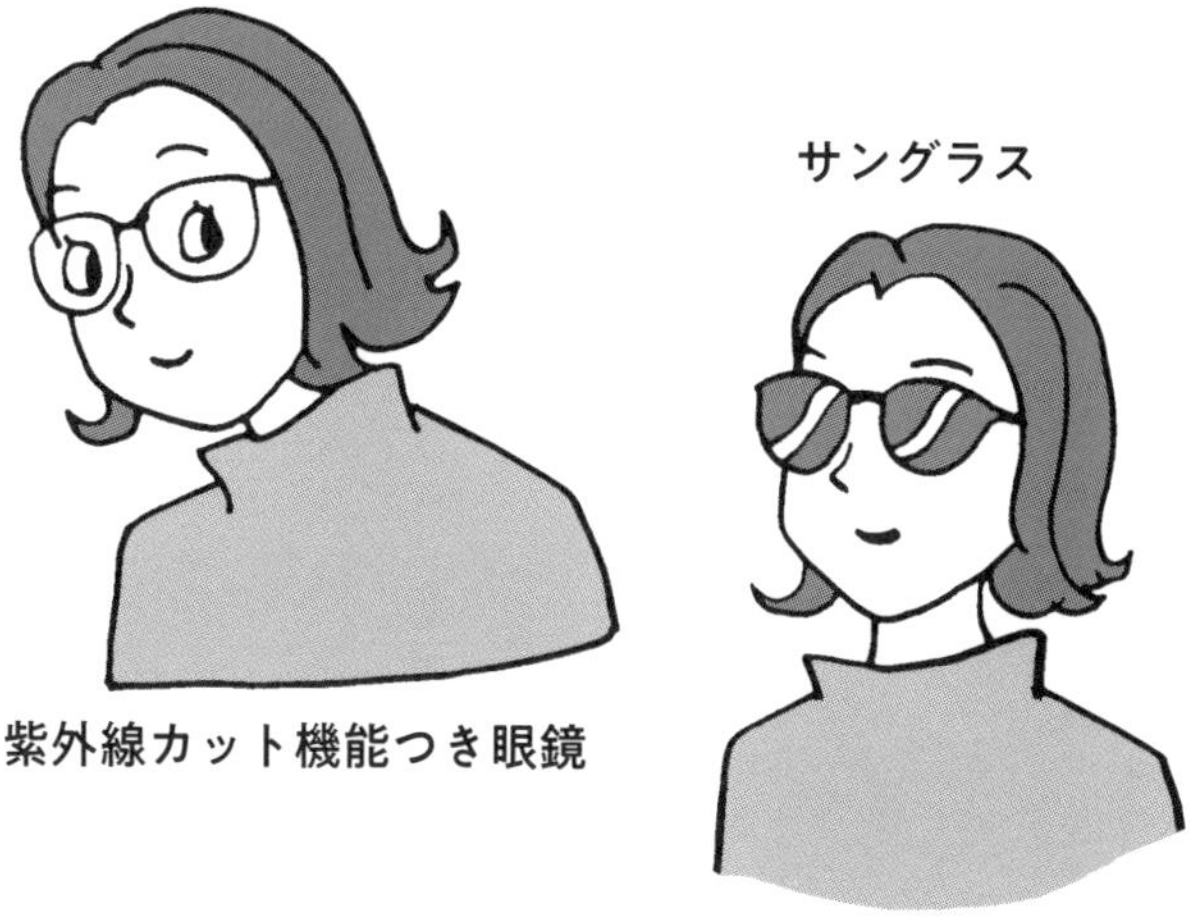

サングラスの色の濃淡は、紫外線カット機能とは関係ない。また、眼鏡やコンタクトレンズにも紫外線カット機能がついているものは多いので、積極的に選びたい

ポイント

遮光眼鏡……遮光眼鏡は、まぶしさの原因となる紫外線とブルーライトだけを効果的にカットし、その他の光線はよく通すため、光線全体を抑えるサングラスよりも視界が明るく、くっきりと見えます。

目を酷使する仕事なのですが緑内障の進行に影響はありますか？

定期的に目を休ませて疲労や痛みが出たら注意する

一般的に目を酷使する仕事とは、長時間にわたってパソコンを使用するデスクワークをさすと思います。パソコンは目とディスプレイとの間に距離がとれるので、スマートフォンよりも影響は少ないといえるでしょう。

ただし、4時間以上続けて使う場合は、定期的に目を休ませる休憩をとってください。目安としては**1時間に1回は、2m以上先を見る**ようにするとよいでしょう。

目が健康な人と比較して緑内障の患者さんは、目の疲れや痛み、不調が出やすくなっています。

その原因は、緑内障の目薬の使用によって目の表面が荒れていること、精神的な影響で疲労が出やすいこと、**視野欠損を補う脳の機能により眼精疲労を起こしやすい**ことなどです。

視野欠損がある緑内障の患者さんが、長時間目を酷使すると、両目で視野を補い合う機能が追いつかなくなります。そのため、この機能を脳がおこなうようになるのですが、このときに脳に大きな負担がかかり、頭痛や肩こりなどの眼精疲労が出やすくなるのです。

また、**激しい頭痛や嘔吐感があるときには、急性緑内障の発作である可能性**を考慮し、いち早く眼科を受診するようにしてください。

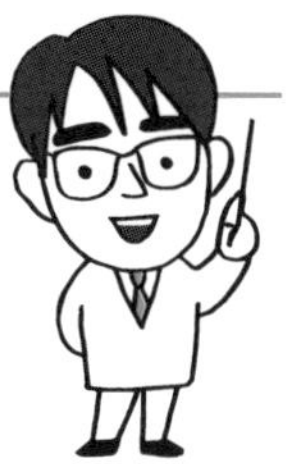

お答えしましょう!

視野欠損の進行には影響ありませんが、緑内障の患者さんは目が疲れやすいので注意しましょう。

■1時間に1回は2m以上先を見て目を休ませる

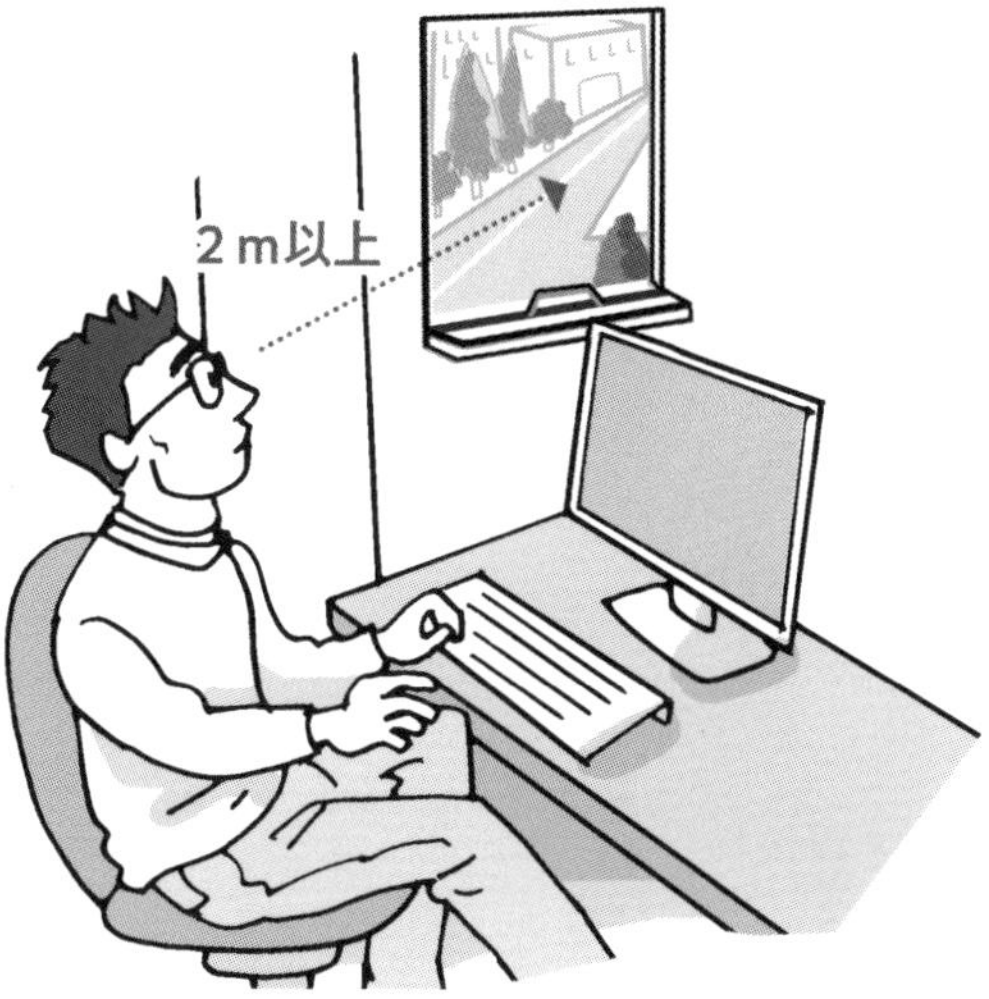

チェック!

眼精疲労は目だけでなく全身に症状が出る

眼精疲労は、テレビやパソコン、スマホ、眼鏡、コンタクトレンズなどの長時間使用による目の酷使、また精神的ストレスによって、目だけでなく肩こりや頭痛、嘔吐感など全身に症状が出ます。

車の運転は続けても問題ないでしょうか?

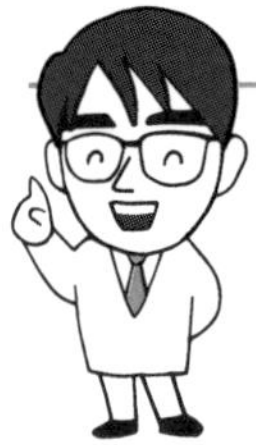

お答えしましょう!

車の運転が許可される視力は法律で定められていますが、緑内障の方の場合はさらに注意が必要です。

■視野の欠損で信号や人が見えないことも……

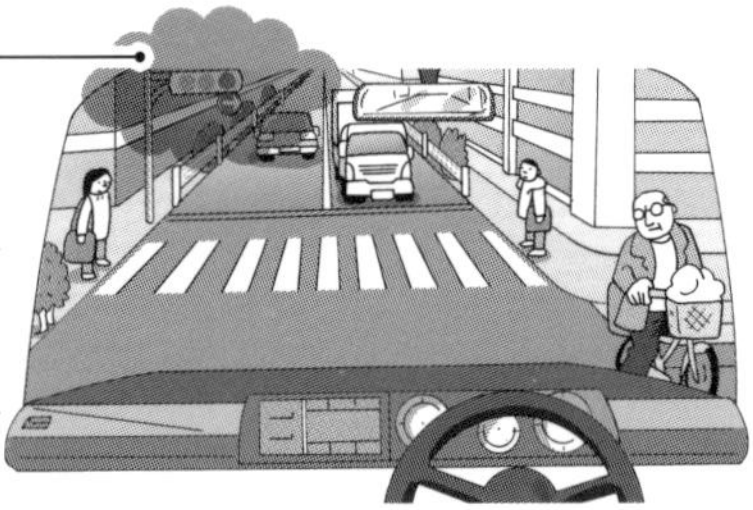

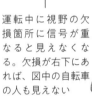

運転中に視野の欠損箇所に信号が重なると見えなくなる。欠損が右下にあれば、図中の自転車の人も見えない

法律的にOKでも十分ではない
朝夕の時間帯、直線道路や交差点は要注意

法律的には、**左右の目の視力が0・3以上あり、両目の視力が0・7以上**あること、もしくは**片側の視力が0・3未満の場合は、よく見えるほうの目の視力が0・7以上かつ視野が150°以上**あることが車を運転できる条件とされています。

私自身、患者さんから「私の視野状態でも、車の運転をしても大丈夫でしょうか?」とよく質問を受けるのですが、法律上の条件をクリアしていても「はい、大丈夫です」とはお答えしにくい場合も多々あります。実際、同じ症状であっても医師により判断は分かれると思います。

右の図のように、**走行中に視野欠損がある部分に信号が重なるとその瞬間は信号が見えない状態となり、赤信号を見逃す可能性**もあります。

運転しても大丈夫かどうかを確かめるために、私は2つの方法を推奨します。

ひとつは、**助手席に誰かに座ってもらい、自分の運転を見てもらって危ないことがないかどうかを教えてもらう方法**です。同乗者は、特に運転経験が豊富である必要はなく、率直に意見を言ってくれる家族や親しい友人などがよいでしょう。

もうひとつは、**運転外来を受診する**ことです。運転外来では、ドライビングシミュレーターによって各患者さんの運転リスクを分析し、客観的なデータに基づいて解説してもらえます。

車を運転する場合には、日光が直接目に入りやすく、人や車の往来が多い**朝夕の時間帯**、また**スピードが出やすい直線道路**、**確認すべき注意点が多い交差点**では、特に注意が必要です。

また、**車を運転するときに有効視野がしっかり機能するように、日頃からトレーニングしておく**ことも重要です（詳細は74〜75ページを参照）。

チェック！

車を運転するだけで緑内障が見つかる？

運転中のドライバーの目や脳の動きを特殊カメラやセンサーで検知し、車の走行状況、運転や確認ミスの傾向をＡＩ（人工知能）が分析することで、緑内障や認知症の発症がわかる車の開発が進められています。

太っている・やせているなど体型の影響はありますか？

お答えしましょう！

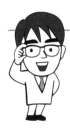

肥満は視神経を傷つける血流障害を起こしやすく、やせ過ぎは栄養不足のため、ともにマイナスです。

■太り過ぎもやせ過ぎもリスクあり

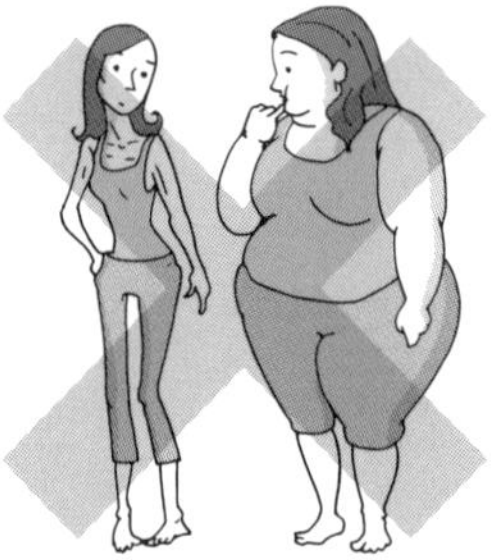

太り過ぎもやせ過ぎもマイナス標準体型（適正体重）がベスト

緑内障を治療する意味では、太り過ぎだけでなく、やせ過ぎもまたマイナスとなります。

メタボリック症候群のような肥満体型の人は、血流障害を抱えることになり、視神経がダメージを受けやすくなります。また、眼球の周りの脂肪が増えることで眼圧が上がるのではないか、とも考えられています。さらに、**肥満の人が体重を10％減らすと1・4㎜Hg程度、眼圧が下がる**という研究データもあります。

また、糖尿病患者が食欲を抑制する薬を服用したところ、緑内障の発症リスクが低減された

■BMIの計算方法と標準体型の目安

$$\mathrm{BMI} = \frac{体重（kg）}{身長（m）\times 身長（m）}$$

※身長はセンチ（cm）ではなく、メートル（m）で計算する

< 18.5	低体重
18.5 ≦ ～ < 25	標準体重
25 ≦ ～ < 30	肥満（1度）
30 ≦ ～ < 35	肥満（2度）
35 ≦ ～ < 40	肥満（3度）
40 ≦	肥満（4度）

出典：「日本肥満学会ホームページ」内の表を参考に作成

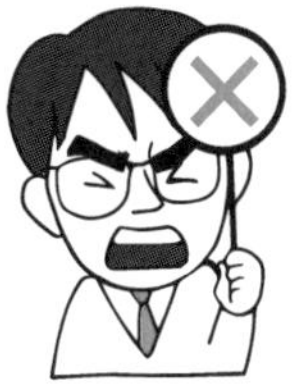

緑内障の治療に関しては、太り過ぎもやせ過ぎも悪い影響があります。生活改善に取り組んで、標準体型を目指しましょう。

という報告もあります。

まとめると肥満体型の人、糖尿病もしくはその予備軍である人、日頃から摂取カロリーがオーバー気味の人は、食事をコントロールすることで全体の健康状態が向上し、緑内障の治療・予防に好影響を与えるといえるでしょう。

一方で、やせ過ぎの人は、栄養不足の可能性があります。**さまざまな栄養素が足りず、緑内障になりやすい**という研究もあります。表に示した計算方法で、**BMI18・5～25未満の適正体重を目標に**生活習慣を改善しましょう。

ここに注意!

血流障害と視神経の関係……血流障害により虚血状態になると視神経で酸素や栄養が不足してダメージを受けます。

症状が進行したときの生活術について教えてください

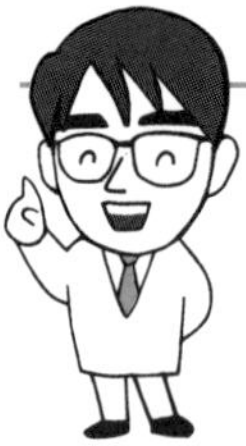

お答えしましょう!

生活に支障が出る前に、患者さん自身が自発的に医師に相談して準備を始める必要があります。

■白杖での歩行練習などのサポートが受けられる

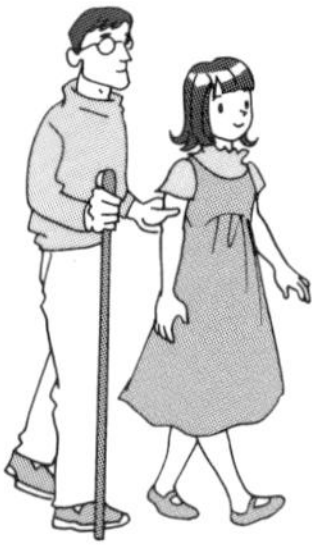

白杖を使った歩き方だけでなく、メイクや調理の練習などさまざまなサポートを受けられる

ロービジョン外来やリハビリテーションセンターを活用する

緑内障の視野欠損が進行すると、残念ながら日々の暮らしに大きな支障が出ます。両目を完全に失明してしまった場合はもちろんですが、それなりに視野が残っている人であっても生活に不自由を感じる人は多くいらっしゃいます。

目が不自由になると、歩行にも不安が生じますし、食事の支度などの家事にも支障が出ます。また、「いままで通りに仕事ができないのでは？」という相談を受けることも少なくありません。

医師から「やがて目が見えなくなるので、その準備を始めてください」とは言い出さないことが多いため、**患者さん自身が自発的に医師に確認し、対処方法を要求する**べきでしょう。

目が不自由になってからの生活への備えは、次の3段階で整えていくとよいと思います。

最初は、十分な視力が残されているうちに、必要な情報を収集して、できるだけ生活への備えをしておきましょう。

次の段階は、**ロービジョン外来**です。ロービジョン外来とは、**目が不自由になって日々の暮らしに支障がある患者さんをサポートする専門外来**のことです。主に物を拡大してみる器具や機械の使用法などを覚えることができます。

3段階目は、**リハビリテーションセンター**の活用です。主治医に紹介状を書いてもらえば、全国にあるリハビリテーションセンターを利用できます。自発的に紹介状を求めましょう。白《はく》杖《じょう》を使った歩き方を始め、さまざまな生活術についてサポートを受けられます。

さらに**視覚障害の認定**を受けて**身体障害者手帳**を取得し、公的なサポートを受ける方法もあります。

チェック!

身体障害者手帳で受けられる主なサービス

視覚障害の認定（医師の診断書が必要。視力障害と視野障害に区分して認定される）を受けて身体障害者手帳を取得すると、自治体による医療費の助成、交通機関での運賃割引、福祉タクシーの利用券の交付、税金の減免・控除など、さまざまなサービスを受けることができます。

column 4

サウナに入っても大丈夫？

緑内障とサウナの因果関係については、あまり研究データがありません。高温のサウナに入ると、ヒートショックプロテイン（熱による刺激によって産生されるたんぱく質）ができて（82ページ参照）、短期的には体にダメージを与え、長期的には体を強くする効果が期待できます。このことから、緑内障の初期・中期の人であれば問題なく利用されてよいと思いますが、視野欠損が進行した後期の人は、なるべく控えたほうがよいでしょう。また、サウナ後にいっきに水分を摂ると眼圧が上がってしまいますので、サウナに入る前と入った後で、それぞれコップ一杯の水を分けて飲むようにしましょう。

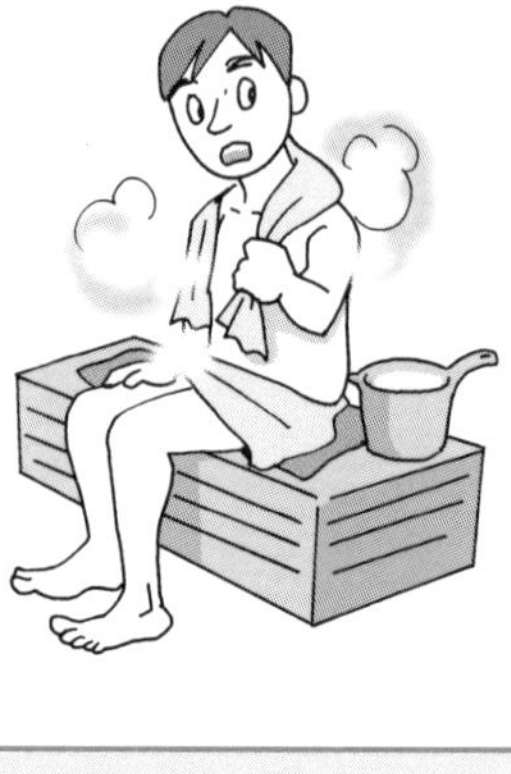

第 4 章

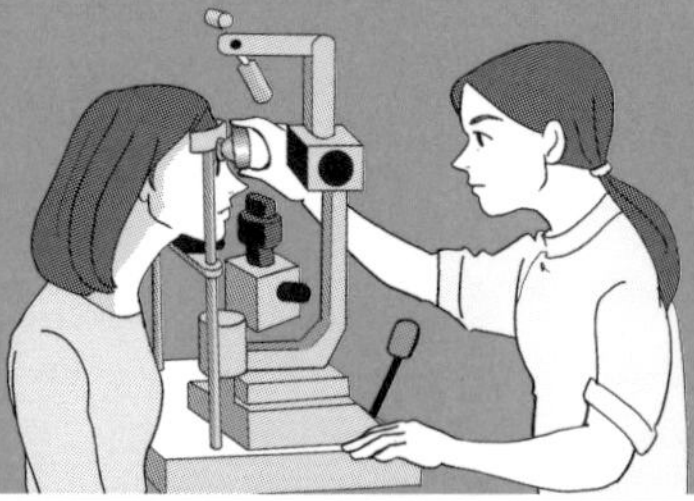

緑内障を食い止めるための診察・治療・検査を教えてください

病院は近所の眼科でよい？　専門医にかかる必要性はある？　診察・治療・検査はどんな感じ、流れになる？　などの疑問について解説します。

この章のポイントを平松先生のYouTube動画でチェック！

緑内障と強い近視の関係

緑内障の検査について

緑内障の一般的な治療とは？

普通の眼科ではなく緑内障の専門医にかかるべきでしょうか？

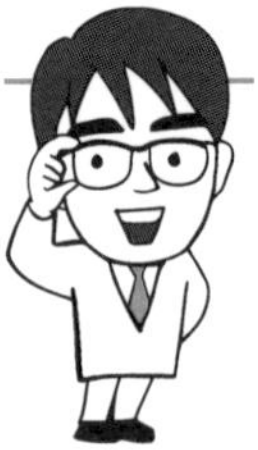

お答えしましょう！

緑内障の診断は難しいものです。普通の眼科でもOKですが、心配なときは専門医を受診しましょう。

■緑内障の診断は難しく誤診も多い

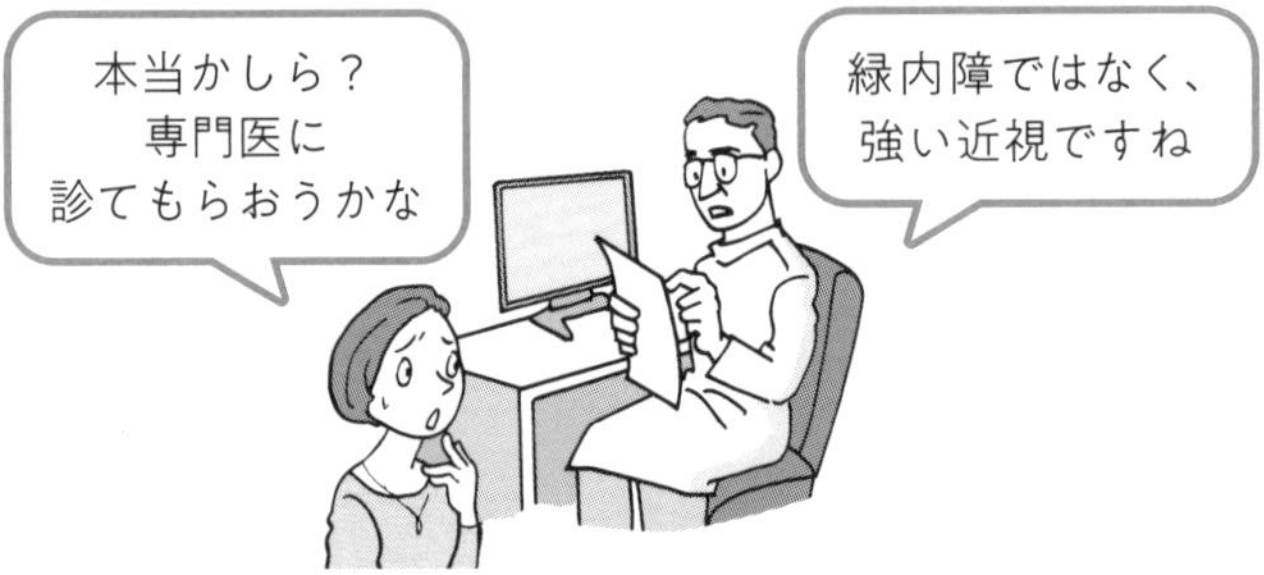
緑内障ではなく、強い近視ですね
本当かしら？専門医に診てもらおうかな

緑内障の診断は難しく誤診により治療が遅れる恐れも

緑内障の診断はとても難しくて、特に**強い近視と混同される**ことがあります。

緑内障は、眼圧の上昇を始めとしたさまざまな原因により、視神経がダメージを受けて視野が欠損する病気です。

しかし、実は強い近視の人の中にも、視野が欠損してしまう人がいます。また、視野欠損は先天的なケースもあり、必ずしも**「視野欠損＝緑内障」とはいえない**のです。

私の勧める病院でも、他の病院で強い近視と診断されたのに実際は緑内障で、その間の治療が遅れたことで症状が進行してしまったという患者さんが結構いらっしゃいます。

「緑内障かもしれない……」と少しでも心配なときには、**地元の眼科でもよいですが、専門医を受診されることをおすすめ**いたします。

では、緑内障の専門医には、どのようにアクセスすればよいのでしょうか。

手っ取り早いのはウェブ検索ですが、実はどの眼科でも白内障・緑内障は取り扱うメインの病気として紹介されているため、一見しただけでは緑内障の専門医かどうかはわかりません。

まず**確認すべきは、医師の経歴**です。緑内障の専門医であれば、緑内障専門外来での勤務経験、緑内障の手術をおこなった実績例などが具体的に紹介されています。

また、日本緑内障学会の会員であることも専門医である証となります。会員になるためには、現会員からの推薦が必要だからです。

また、「CiNii《サイニィ》 Research《リサーチ》（https://cir.nii.ac.jp/）」というウェブサイトの検索バナーで医師の名前を検索し、緑内障に関する論文を発表しているかどうかを確認するのも専門医を見つけるよい方法です。

チェック!

緑内障と近視の誤診によるリスク

緑内障と近視は、OCT検査（111ページ参照）によって判別できますが、専門医でも診断は簡単ではありません。近視の治療方法は確立していないため経過観察となりやすく、実際は緑内障であった場合は、治療が遅れるリスクがあります。

2

緑内障と近視の関係について教えてください

緑内障との併発もあり視野欠損が進みやすいリスクも

強い近視の人が緑内障と誤診されるケースがあると前述しましたが、実は近視の人が緑内障を併発することも多く、また、近視自体が視神経にダメージを与えるため、**緑内障とダブルパンチで、視野欠損が進行してしまう**こともあります。さらに視神経のダメージが緑内障によるのか、近視によるのかがわかりにくくなるので、治療が困難になり厄介です。

近視の症状は、普段近くで物を見る習慣から発症します。またスマートフォンやパソコンを長時間使い続けることでも促進されます。

一般的に眼球の大きさは、直径24㎜程度ですが、近視になると眼球の奥行きが広くなって、直径30㎜程度の大きさになるケースもあります。**眼球が横長に伸びるほど、視神経は強く引っ張られて負荷が大きくなる**のです。

近視は、緑内障を引き起こす危険性を高めるだけでなく、白内障や網膜剥離、加齢黄斑変性のリスクも増長します。

また、レーシックなどの近視を矯正する手術をした人は、近視の症状自体は改善しても眼球は伸びたままなので、特に要注意です。

近くを見る作業が続いたときは、96～97ページのように遠くを見て休憩しましょう。

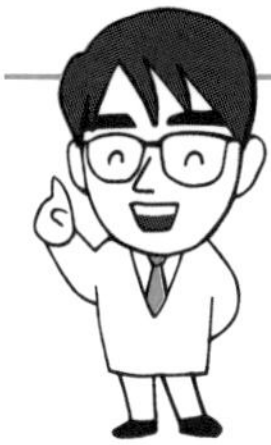

お答えしましょう！

緑内障と近視は互いに誤診されやすいだけでなく、併発も多く、ダブルパンチで視野欠損が進行してしまいます。

■近視は眼球が横長に伸びる

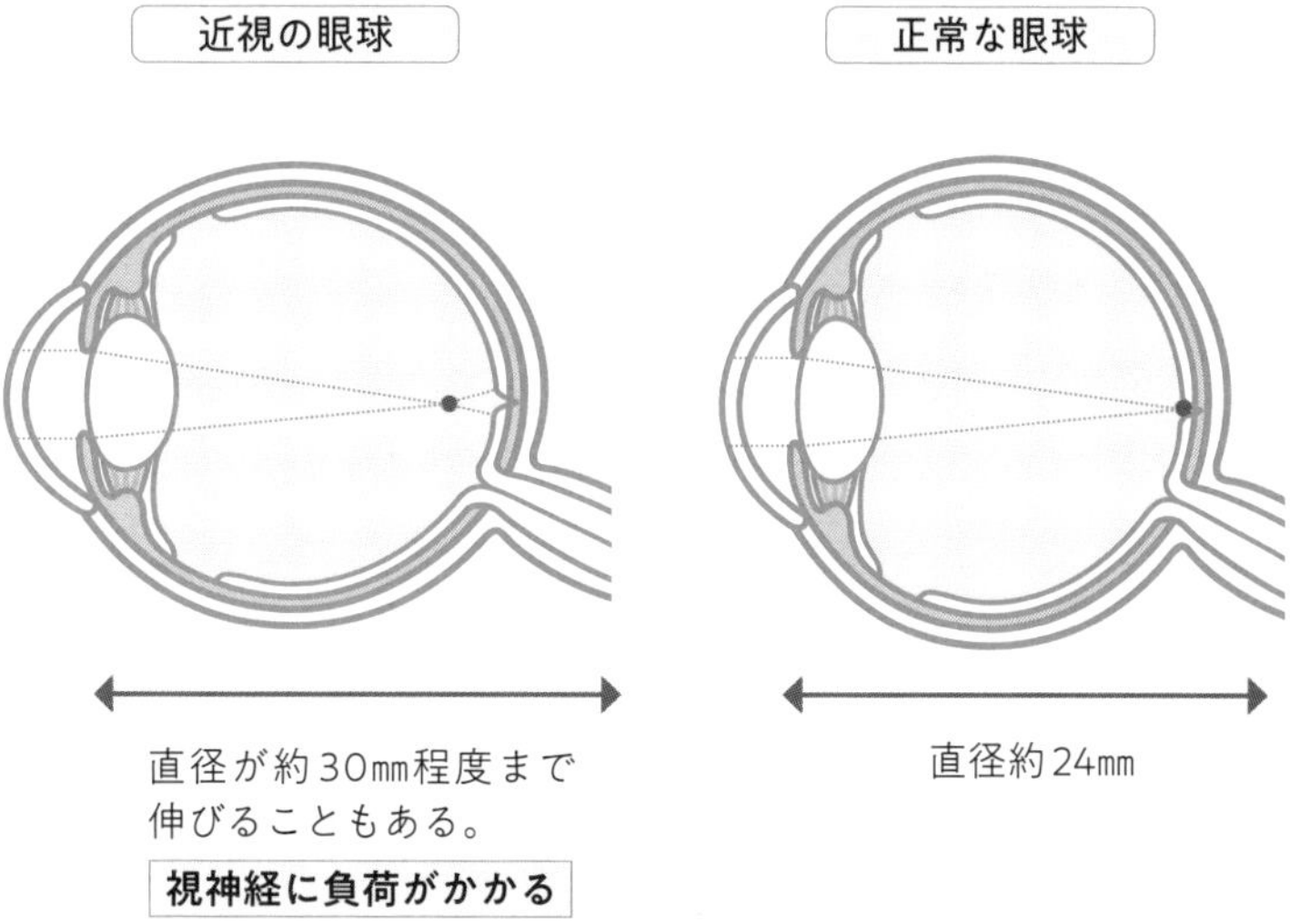

近視の眼球
正常な眼球
直径が約30㎜程度まで伸びることもある。
視神経に負荷がかかる
直径約24㎜

チェック！

強度近視と病的近視

近視や遠視、乱視の強さを表すのは「D(ディオプター)」という単位で、マイナスが大きいほど近視の程度が強くなります。－6Dを超えている場合を強度近視といい、さらに眼球の変形や網膜に異常があるものを病的近視といいます。

検査にはどういう種類があるのですか？

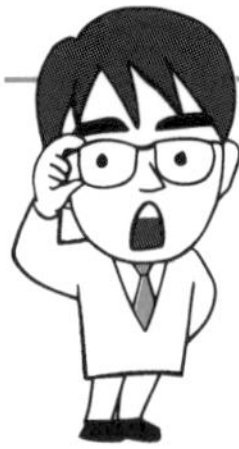

お答えしましょう！

一般的な問診から始まって、眼圧測定、隅角検査、眼底検査、OCT検査、視野検査などがあります。

■細隙灯《さいげきとう》顕微鏡による隅角検査

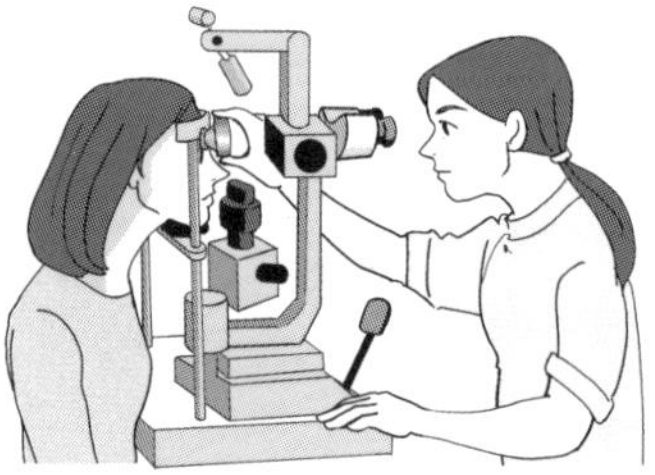

隅角検査では、緑内障が開放隅角・閉塞隅角のいずれのタイプかを判別する

さまざまな検査をおこない総合的に診断する必要がある

最初は、**問診**と**視診**を受けます。自覚症状がある場合は違和感や不調の状態、また既往歴についても、その場で医師に伝えましょう。

その後、**視力・屈折検査**をおこない、現状の視力をチェック、近視や乱視などについても調べます。また、細隙灯《さいげきとう》と呼ばれる拡大鏡を使い、目の細部を観察します。

続いて、**眼圧測定**（詳しくは124〜125ページを参照）です。健康診断では、目に空気を当てるタイプの眼圧計をよく使いますが、日本人に多い正常眼圧緑内障は、この方法ではわかりません。麻酔の点眼をした後、目の角膜に医師がチップを当てるタイプの眼圧測定で、より精密に眼圧を測定することもあります。

また、眼圧とともに、角膜が外圧を吸収するクッション力を表す**角膜ヒステリシス**を測り、眼球の状態を診る最新の検査もあります。

前出の細隙灯顕微鏡に隅角鏡を組み合わせて**隅角検査**をおこない、緑内障が開放隅角・閉塞隅角のいずれのタイプなのかを判別します。

瞳孔を開く目薬を点眼して、眼底（眼球の奥）を観察する**眼底検査**もおこないます。この検査により、視神経や視神経乳頭、網膜などの状態をチェックします。

さらに眼底を詳しく診る場合は、**OCT（光干渉断層計）検査**を実施します。OCTは、赤外線で眼底を輪切りにするように断面を撮影し、視神経や網膜の状態を精密に観察できます。

最後に目を動かさずに見える光の範囲を測定する静的視野検査などの**視野検査**（詳しくは126〜127ページを参照）をおこない、他の検査結果とともに総合的に診断します。

緑内障の診断後は、視野欠損の進行度合などを確認するために定期的に検査をおこないます。

チェック!

OCT検査とは？

光干渉断層計と呼ばれる検査機器を使って、網膜の断層画像を撮影する検査です。眼底検査よりもかなり精密に網膜の断面や視神経の状態を観察できるので、より正確な診断が可能です。OCT検査の導入によって、初期の緑内障も発見できるようになりました。

ひと目でわかる！ 緑内障の診察と検査の流れ

❶問診・視診

問診では、見えづらさの有無、近親に緑内障の患者がいるか、既往歴、日常服用している薬などを伝えましょう。

❷視力・屈折検査

現状の視力、近視や乱視があるかどうかをチェックします。

❸細隙灯顕微鏡検査

細隙灯顕微鏡によって、目の細部を確認します。緑内障以外に目の病気がないかもチェックします。

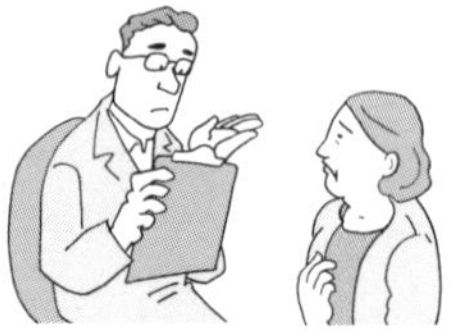

❹眼圧検査

緑内障の診断・治療において、最重要ポイントとなるのは眼圧です。治療中も定期的に眼圧測定は実施されます。

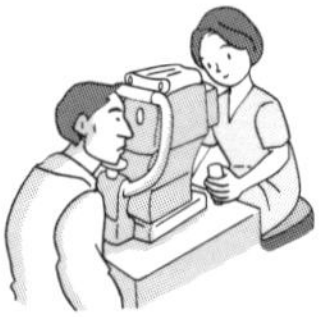

目に空気を当てるタイプ（ノンコンタクト・トノメーター眼圧計）

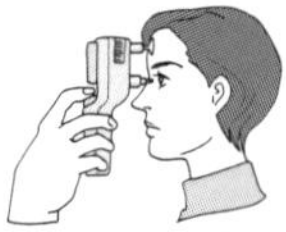

家庭で計測できるタイプ

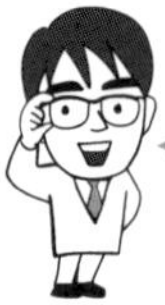

眼圧測定にはさまざまなやり方があります。

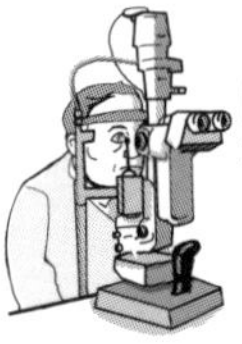

医師が目の角膜にチップを当てるタイプ（ゴールドマン眼圧計）

緑内障の診断でポイントとなるのは、眼圧と視神経の状態です。また、視野欠損の状態、および進行度合のチェックも重要です。

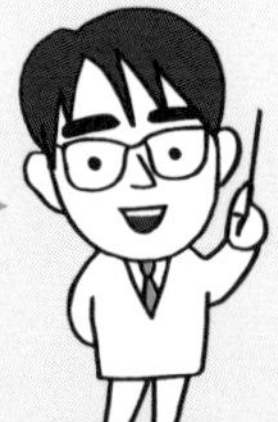

❻ OCT検査

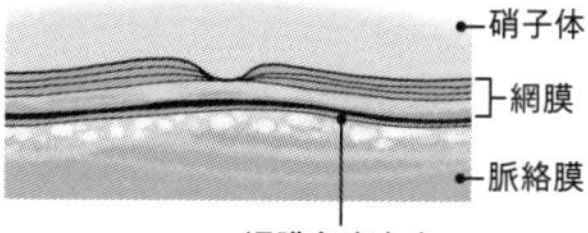
硝子体
網膜
脈絡膜
網膜色素上皮

OCT検査では、目の奥の断面図を撮影し、視神経や視神経乳頭などの状態を精密に確認します。眼底検査よりもはるかに高い精度でチェックできます。

❺ 隅角・眼底検査

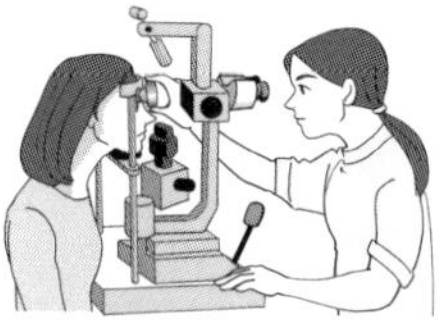

細隙灯顕微鏡による隅角検査

隅角検査で緑内障のタイプを確認します。眼底検査では、瞳孔を開く目薬を点眼して、目の奥を確認します。眼底カメラで撮影をおこなう場合もあります。

❼ 視野検査

静的視野検査

視野検査は、緑内障の診断・進行のチェックにおいてとても重要です。静的視野検査と動的視野検査があり、また確認する視野の範囲を変えることで、くまなくチェックします。

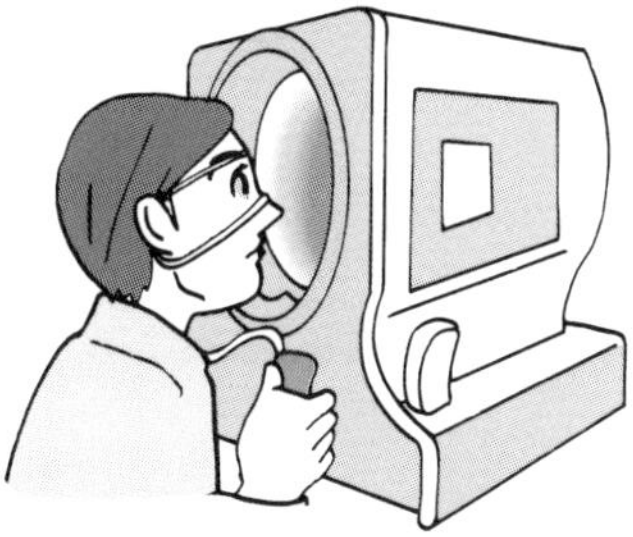

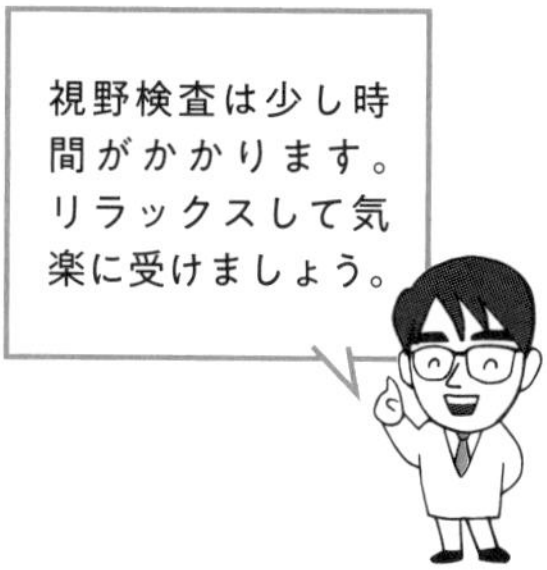
視野検査は少し時間がかかります。リラックスして気楽に受けましょう。

診断結果・治療方針

健康診断で視神経乳頭陥凹拡大と診断されたのですが……

緑内障のリスクが高く 1年に1回はチェックすべき

視《し》神経《しんけい》乳頭《にゅうとう》陥凹《かんおう》とは、視神経の出口である視神経乳頭にある窪《くぼ》みのことをいいます。この**視神経乳頭陥凹が標準的なサイズよりも大きくなると緑内障のリスクが高くなる**傾向があります。

視神経乳頭陥凹が拡大する原因は、眼圧の上昇のダメージなどによる視神経線維の減少、あるいは先天的にもともと大きいことなどです。

また、加齢とともに拡大することもあるので、1年に1回はチェックをして経過を観察する必要があります。特に**家族に緑内障の患者さんがいる人や近視の人はよりリスクが高い**ので、定期的な受診を強くおすすめします。

視神経乳頭陥凹拡大と診断される人の中には、医師から緑内障のボーダーラインであると告げられる人もいます。緑内障のボーダーラインは、さまざまなケースがありますが、主なものには**前視野緑内障**があります。

前視野緑内障とは、視神経にダメージはあるが、視野欠損には至っていない状態をいいます。前視野緑内障である場合は、積極的に早めの治療をスタートさせるか、経過観察に留めるのか、医師によって意見が分かれます。リスクは高いものの、必ずしも緑内障に移行するわけではないため判断が難しいのが現状です。

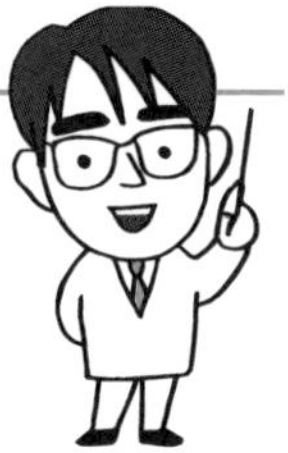

お答えしましょう！

要注意です。家族に緑内障の方がいる人や近視の人は緑内障のリスクが高いため、定期的に受診してください。

■視神経乳頭陥凹拡大とは？

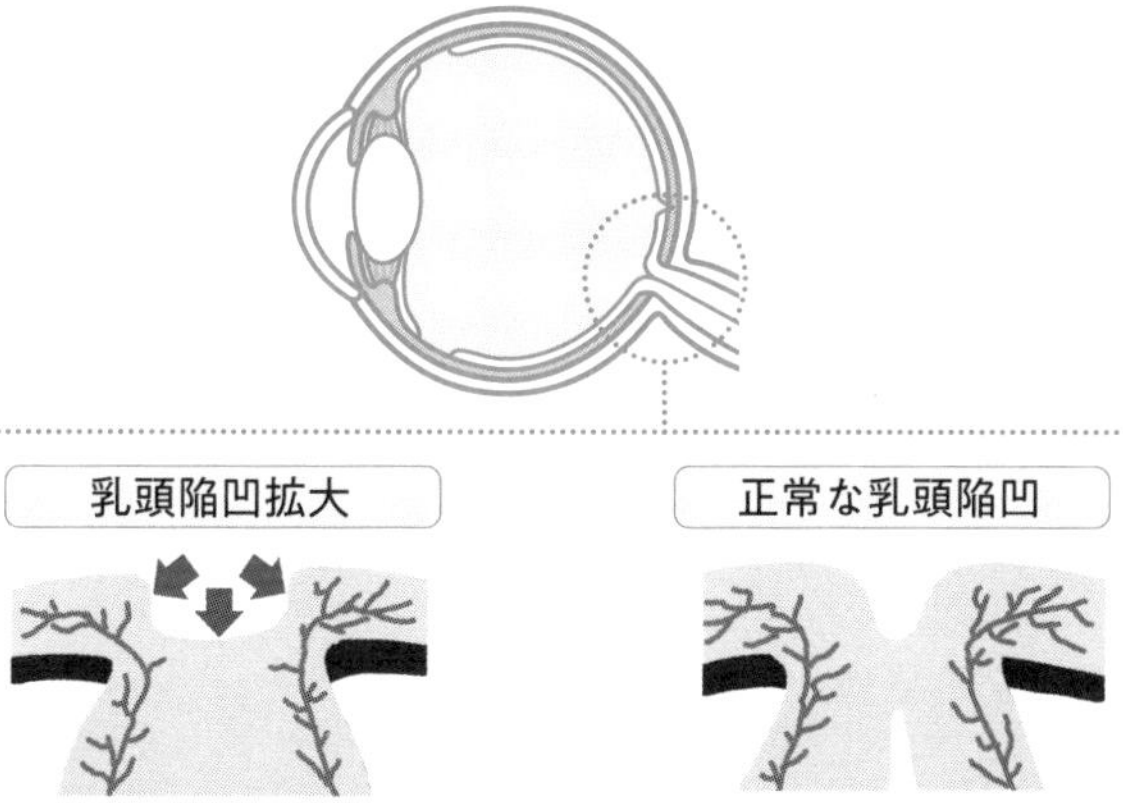

視神経乳頭陥凹は、視神経の出口である視神経乳頭にある窪みをいう。眼圧の上昇や先天性、加齢などによって拡大する。視神経乳頭陥凹の拡大は視神経線維の減少を意味するため、緑内障のリスクが大きいと診断される

視神経乳頭陥凹拡大の人は、緑内障のボーダーラインとなる前視野緑内障の可能性もあります。定期的に受診しましょう！

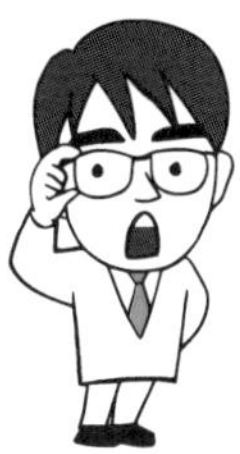

ポイント

視神経線維……視神経線維が減少すると、その分目で見た情報が脳に伝わらなくなり視野の欠損が進行します。

緑内障の専門医が近くにおらず通うのが大変なのですが……

最初は専門医に診てもらいその後は通院しやすい眼科に通うとよい

前述したとおり、緑内障の診断は難しいものです。最初に正確な診断をもらえないと、適切な治療が受けられなかったり、治療開始が遅れたりして予後が変わってしまいます。

この観点から、最初は緑内障の専門医に診てもらうことをおすすめします。

ただし、緑内障の専門医は数が少なく、多くの患者さんが集中するため、混雑しがちです。大きな総合病院や大学病院も然りです。

私がおすすめしたい眼科のかかり方は、**最初は緑内障の専門医に診てもらい、治療方針を決めてもらった後は、地元の通院しやすい眼科のお医者さんにかかる**という方法です。

ただし、「通院しやすい」というのは地理的に近いという意味だけではありません。専門医に決めてもらった治療方針を参考にしてくれて、患者さんの要望にも耳を傾けてくれる付き合いやすい主治医の先生を探すようにしましょう。すぐに怒ったり、怖い医師は論外です。緑内障の治療は長く続くものですので、みなさんにとってよい主治医の先生をぜひ探してください。

通院頻度は、治療方針が定まる前や視野欠損が進行し続ける場合は1カ月サイクル、その他の場合は1～3カ月サイクルでよいでしょう。

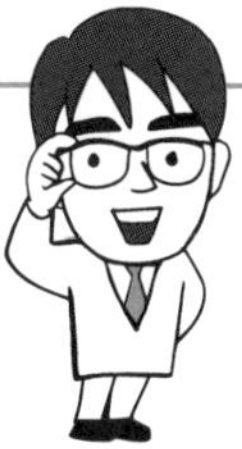

お答えしましょう！

最初に緑内障の専門医に診てもらい、その後は通院しやすい眼科にかかるやり方がおすすめです。

■理想的な主治医探しの条件とは？

①地理的に通いやすい
②専門医の治療方針を参考にしてくれる
③患者の要望を聞いてくれる
④怖くない、怒らない

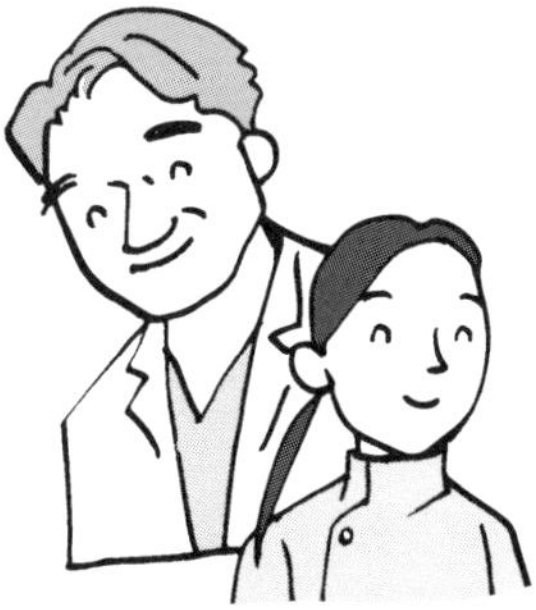

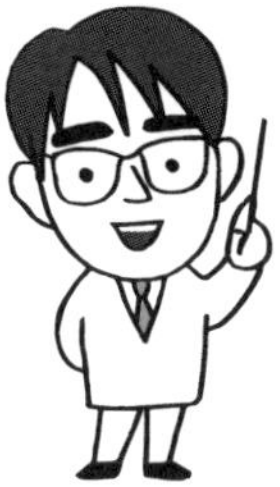

専門医の先生に「別の病院で診てもらいたい」というと気を悪くされるのでは……と心配をする人もいるかもしれませんが、心配ありません。まずは相談してみてください。

ポイント

専門医の使い方……視野欠損が進行する場合はもう一度専門医を受診し、目薬の追加や手術の検討など治療方針の変更を相談しましょう。

治療の流れについて教えてください

治療内容は目標眼圧の達成度や視野欠損の進行具合によって変わる

緑内障の治療は、おおむね『緑内障診療ガイドライン』に沿って進行しますが、それぞれの医師の判断によって詳細は変わります。

緑内障の診断が出ると、まず**目標眼圧**を設定するために眼圧測定をおこないます。眼圧測定は1回だけではなく、何度か通院してもらい、その都度計測して平均値を算出し、患者さんの**基準眼圧**を見極めます。その基準眼圧を考慮して、目標眼圧が設定されます。

50～51ページでも解説したとおり、目標眼圧の設定方法は、基準となる眼圧から3割減にする方法、あるいは視野欠損の進行具合に合わせて設定する方法などがあります。

目標眼圧が設定されると、**目薬が処方されて治療がスタート**します。通常、多くの場合は、プロスタノイド受容体関連薬の目薬が1種類処方されます。一定期間目薬を点眼し続けてもらい、目標眼圧まで下がらない場合は、別の新しい目薬に変更、もしくは追加されます。

その後も経過を観察して、目標眼圧まで下がらない、もしくは視野欠損が進行する場合には、さらに目薬の変更や追加を検討します。その後、目標眼圧の達成度や、視野欠損の進行が改善しなければ、**レーザー治療や手術を検討**します。

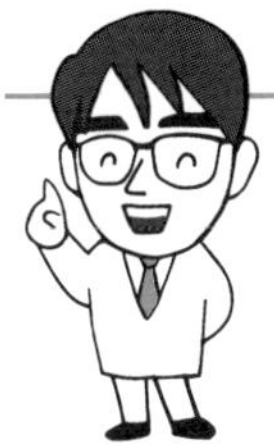

お答えしましょう！

眼圧測定を複数回おこなって基準眼圧を見極め、その後、目標眼圧を設定して治療が始まります。

■基本は目薬、進行具合によっては手術を検討

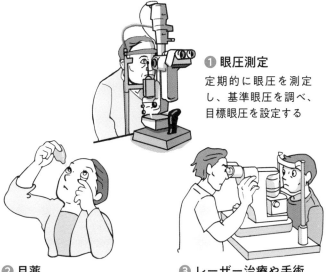

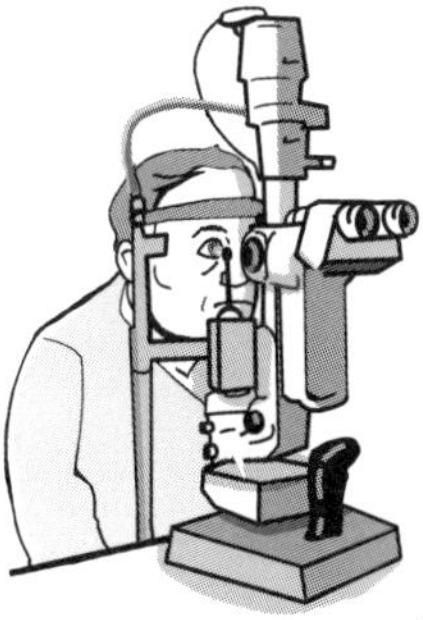

❶ 眼圧測定

定期的に眼圧を測定し、基準眼圧を調べ、目標眼圧を設定する

❷ 目薬

まずはプロスタノイド受容体関連薬からスタート
（詳しくは52～53ページを参照）

❸ レーザー治療や手術

視野欠損の進行が改善しない場合に検討する

ポイント

目標眼圧……眼圧の正常値は10～21mmHgとされていますが、個人差があるため、目標眼圧は患者さんごとに変わります。正常眼圧緑内障の場合は12mmHg以下など、目標眼圧がかなり低めに設定されます。

ひと目でわかる！ 一般的な緑内障の治療の流れ

❶平均眼圧の測定・目標眼圧の設定

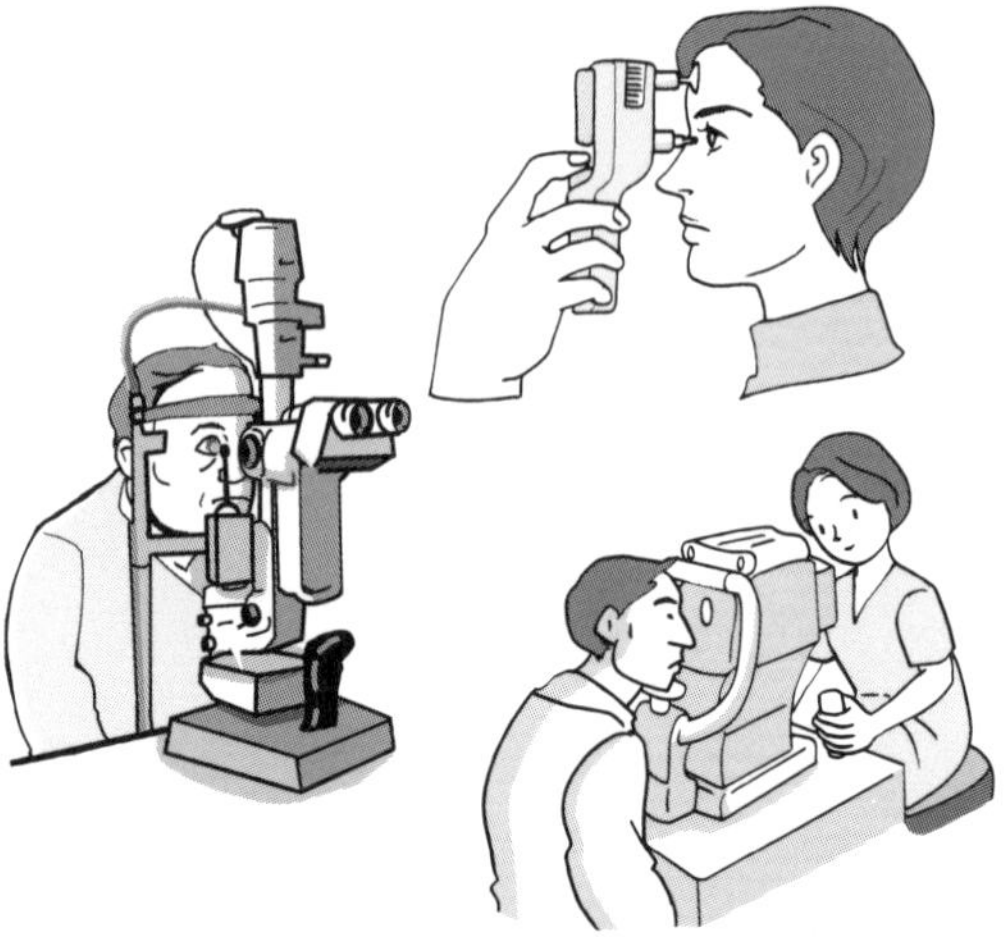

治療をスタートする前に眼圧測定を複数回おこない、平均眼圧を割り出します。平均眼圧をもとに各患者さんの適正眼圧を見極め、その上で目標眼圧を設定します（詳しくは50～51ページ参照）。

目標眼圧の設定方法は、３割減を目指す、視野欠損の進行状況で決めるなどがあります。

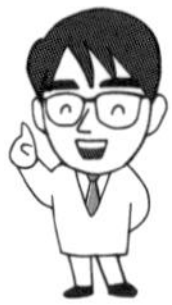

※先天性・小児性・若年性の緑内障（詳しくは34～35ページ参照）、あるいは急性緑内障などの場合は、最初からレーザー治療・手術の実施が検討されることが多い

一般的な緑内障の基本的治療は目薬です。ひとつの目薬の効果がない・小さい場合には目薬の変更・追加を試みて、それでも改善が期待できないときには、レーザー治療・手術を検討します。

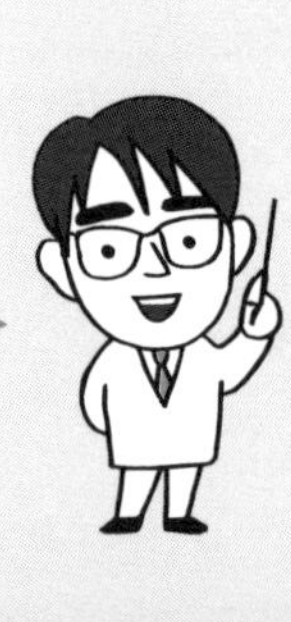

❷ 目薬が処方される

効果がない・小さい

❸ 目薬の変更・追加

目薬は正しい方法で点眼すること！（詳しくは64～65ページ参照）

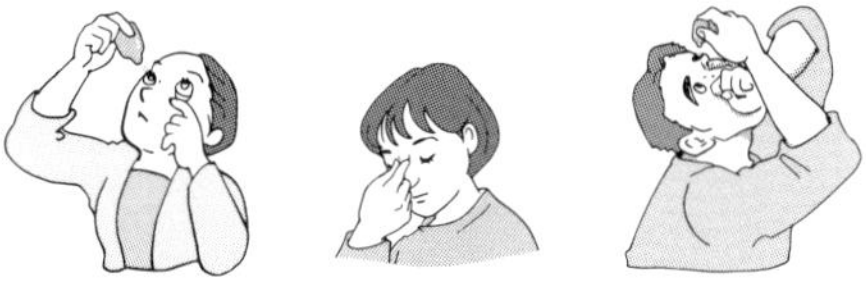

最初に処方される目薬は、1日1回の点眼で効果も大きいプロスタノイド受容体関連薬が一般的です。効果がない・小さい場合は、目薬の変更・追加を試みます。目薬の併用は3～4本が限界とされます。２種類の薬を混ぜた合剤の目薬の活用も検討するとよいでしょう。

効果がない・小さい

効果がない・小さい

❹ レーザー治療

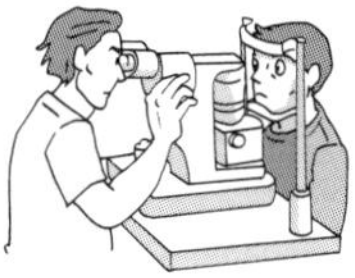

治療時間は5～20分、費用は保険適用3割負担であれば1～3万円程度です（詳しくは144～145ページ参照）。

効果がない・小さい

❺ 手術

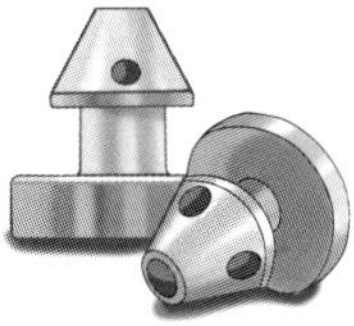

線維柱帯の先端にマイクロステントを埋め込む
iStent《アイステント》 inject《インジェクト》® W

治療時間はMIGSなら約10分、その他の手術は30～60分、費用は保険適用3割負担であれば多くの場合5～10万円程度です（詳しくは146～149ページ参照）。

レーザー治療や手術には、リスクがともないます。基本的には、目薬の効果が期待できない場合に検討します。

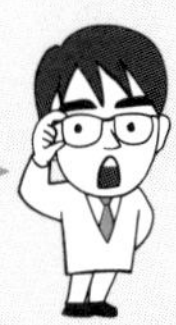

※手術費用は１眼あたりの目安です。病院によっても変わります

7 初期、中期、後期で治療に違いはありますか？

中期の時点での判断がターニングポイントになりやすい

30ページで解説したとおり、緑内障は視野の欠損が始まる初期、視野の50％ほどが欠損する中期は、ほとんど自覚症状がありません。視野の中心部でも欠損が進む後期になると、急に視野が狭くなり、視力も急激に落ちます。

どの段階でも**治療の基本は眼圧を下げることに尽きる**といえますが、治療方針は異なります。

どの段階でも目薬の処方はおこなわれますが、中期になった頃から、目薬の変更や追加、レーザー治療、手術など積極的な治療法への移行をすすめられることが増えるようになります。

しかし、中期の患者さんには、まだ視野が欠損している自覚症状がありません。そのため、変更・追加された目薬の副作用、またレーザー治療や手術によって**不調が生じると「治療を続けたくない」と感じる人が少なくない**のです。

このときに治療を中断してしまうと後期まで症状が進み、再受診したときには手の施しようがないということになります。また、後期になってからのレーザー治療や手術では、視野欠損の進行を止められないケースも多く、手術には視力が大幅に低下するリスクもともないます。

つまり、**中期こそが未来を決めるターニングポイント**であり、積極的な治療が求められます。

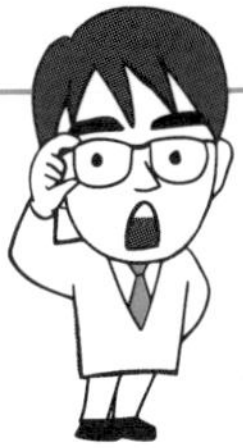

お答えしましょう!

目薬による治療が基本ですが、中期以降になると目薬の変更・追加やレーザー治療、手術を検討します。

■中期は未来を決めるターニングポイント

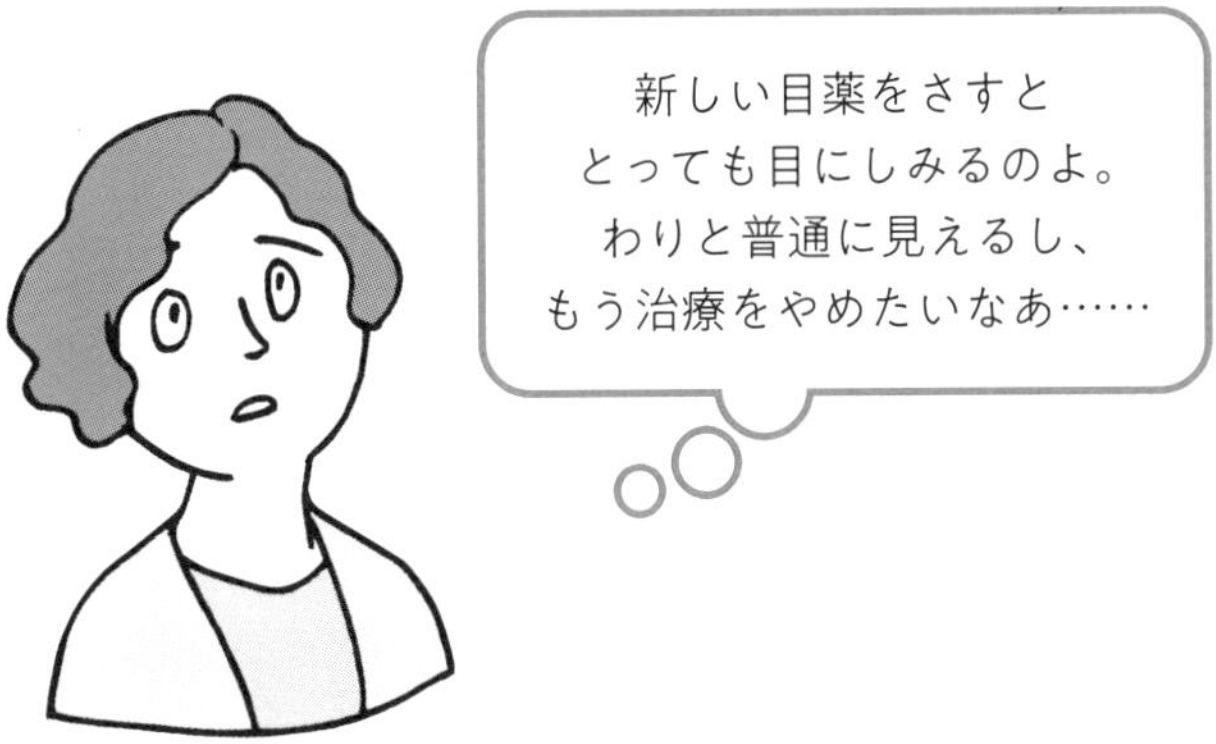
新しい目薬をさすと
とっても目にしみるのよ。
わりと普通に見えるし、
もう治療をやめたいなあ……

中期の患者さんは、視野欠損が進行していても自覚症状がないため、治療による不調が続くと目薬を止めてしまう人がいます。手遅れになってしまうので、治療の中止は絶対ダメ！　です。

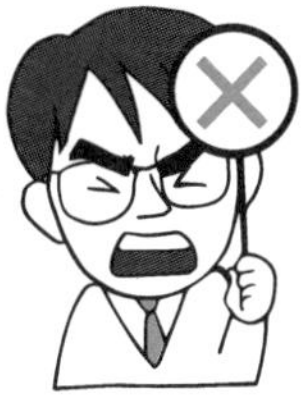

ポイント

初期・中期・後期……緑内障の進行度を表す基準は、MD値です。MD値とは、視野検査を受けた人の視野感度が同年齢の平均値と比較して、どの程度悪いのかを示す値です（詳しくは130ページ参照）。

眼圧はどうやって計測するのですか？

精密な測定値を出す場合は医師が計測する必要がある

110ページでも少し触れましたが、眼圧測定について、もう少し詳しく解説しましょう。眼圧測定の方法は、2つの方法があります。

まず、目に空気を当てるタイプの眼圧計による測定です。健康診断時によく使用されますが、**空気を直接目に当てたときの眼球の凹み具合を確認する方法**です。眼球に触れないため、目が傷つきにくく、感染症リスクもほとんどありません。また、検査をおこなう人によるデータのばらつきがなく、比較的一定の評価が出ます。ただし、使いやすい反面、精度に関してはやや低めといわざるを得ません。

正確に眼圧を計測したい場合には、**麻酔の点眼をした後に、医師が目の角膜にチップを当てて計測**します。あくまで検査する医師が眼圧を適切に計測できる場合ですが、空気を当てる測定よりも精密なデータが得られます。受診する眼科を変えると測定値の傾向も変わることがありますが、患者さんが気にする必要はなく、現在の主治医による測定値を見ればＯＫです。

最近は、**家庭で眼圧を計測できる眼圧計も発売**されています。安価なものが広く普及するようになれば、やがて**眼圧も血圧のように手軽に測定できるようになる**日が来るでしょう。

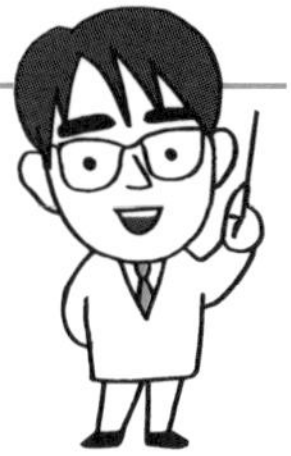

お答えしましょう!

目に空気を当てて眼球の凹み具合を確認する方法や医師が角膜にチップを当てて測る方法などがあります。

■さまざまなタイプの眼圧測定

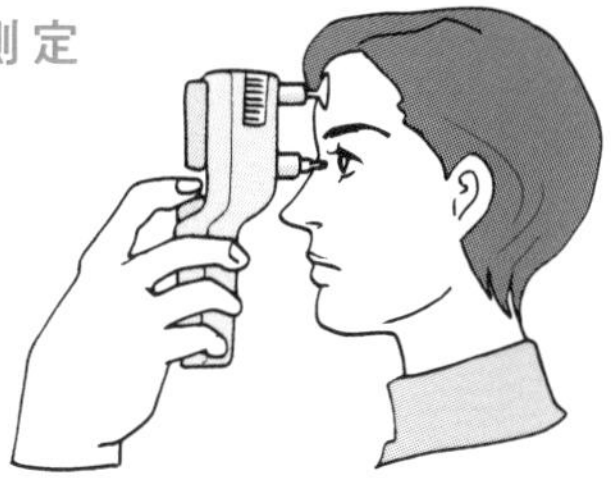

家庭で計測できるタイプ

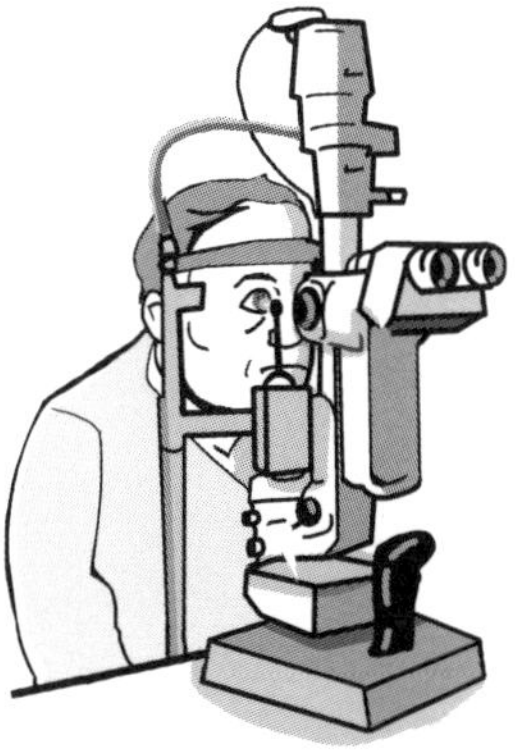

医師が目の角膜に
チップを当てるタイプ
(ゴールドマン眼圧計)

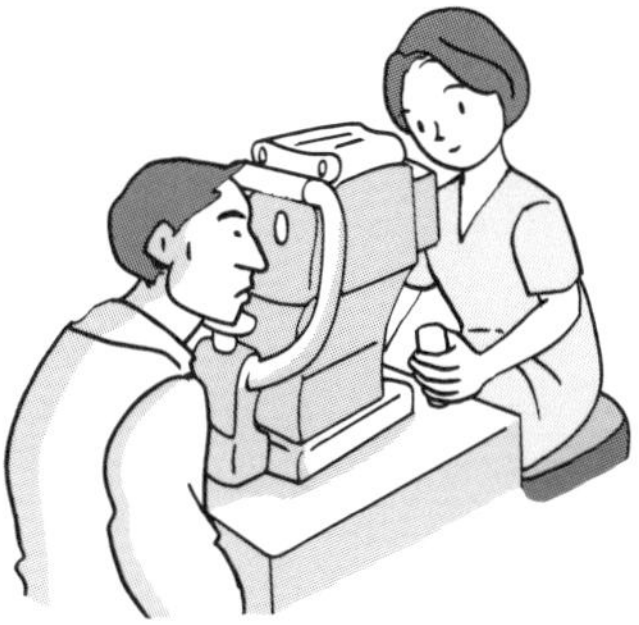

目に空気を当てるタイプ
(ノンコンタクト・
トノメーター眼圧計)

ポイント

眼圧測定……眼圧も血圧と同じように変動します。一般的には、午後よりも午前中が高いとされています。また、角膜が厚い人は高めに、角膜が薄い人やレーシック手術をした人は低めに出る傾向があります。

視野検査が苦手なのですが……

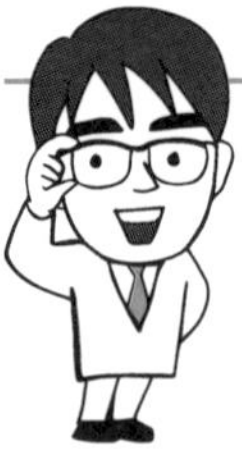

お答えしましょう！

緊張しなくてOKです！　検査結果は体調にも左右されるので、何度か受けて平均で評価しましょう。

■視野検査はリラックスして受けよう

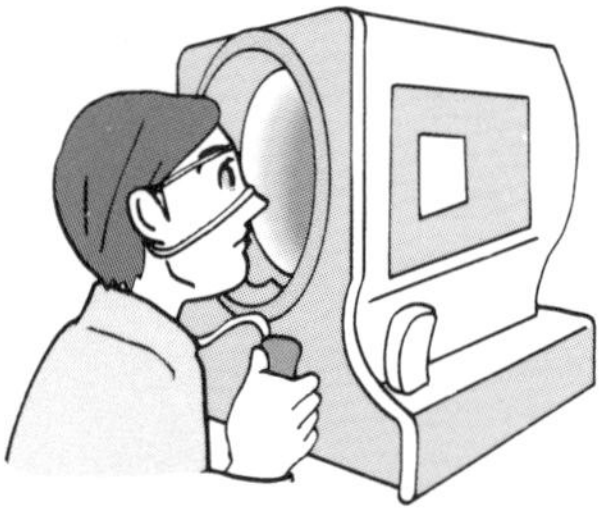

ハンフリー視野計による静的視野検査（30°の視野を確認する検査プログラムが一般的だが、10°に絞って中心視野を検査することもできる）

視野検査は複数回くり返して平均的に評価すべきもの

視野検査とは、まっすぐ前を見ているとき、上下、鼻側、耳側にどれだけ広い範囲で見えているかを確認する検査です。

前述のとおり、正常の人の場合、視野は耳側が約100°、鼻側が約60°、上下は上側が約60°、下側が約75°の範囲が見えます。

視野に欠損があっても両目で視野を補い合うため、視野検査は片方の眼を隠して、片目ずつおこないます。静的視野検査と動的視野検査の2つの方法がありますが、どちらも前方正面の固視点と呼ばれる点をまっすぐ見つめ、周辺に現れる光の指標を見つけたらボタンを押すという作業をおこないます。

検査の間は、目を動かさずに光の指標が現れるのを集中して待つ必要があるため、ストレスを感じる人が少なくありません。また、悪い結果が出るのを恐れたり、自分が検査をうまくできているのかを心配する人もいて、検査自体を憂鬱に感じることもあるでしょう。

しかし、そんなふうに**恐れや心配、不安を覚える必要はまったくない**ので、どうか安心してください。

視野検査は、長い時間がかかることもあります。それは、**初期の症状である小さな暗点を見つけ出す**ためでもあります。何度もくり返すのも、暗点の拡大を見逃さないためです。

また、光の指標がどんどん暗くなりますが、それは**視野の限界点を見極める**ためです。

焦ったり緊張したりする必要はまったくなく、もし失敗しても後日やりなおせばＯＫです。また、視野検査の結果は、その日の体調にも左右されます。

どうか**気軽に何度か検査を受けて、平均で評価する気持ちで向き合って**ください。

チェック!

視野検査の種類

静的視野検査は、顔を固定して一点を見つめ、周辺に出現する小さな光の指標の明滅によって視野内の感度を検査します。光の指標は動きません。動的視野検査は、ドーム状の検査機内に移動しながら現れる小さな光の指標によって、視野の範囲と感度を検査します。

視野検査の結果と自分の見えている風景が違うのですが？

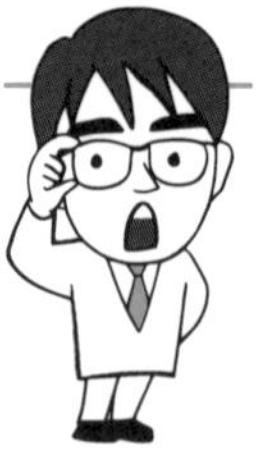

お答えしましょう！

視野検査の結果と患者さんが実感している視野の状態はイコールではないので、気にしないでください。

■視野の悪化＝実感する視野の悪化ではない

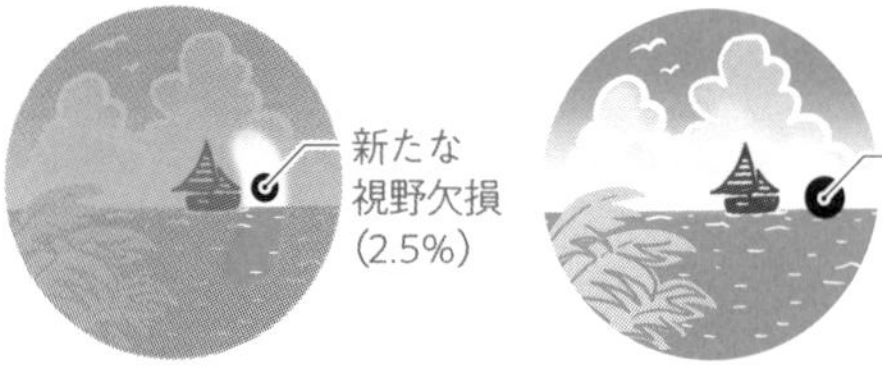
新たな
視野欠損
（2.5%）
新たな
視野欠損
（5%）

100％視野がある人が５％欠けても悪化を実感しないが、10％しか視野が残っていない人が2.5％欠けると急激に見えなくなったように感じる

視野欠損の悪化と自身の見え方はイコールではない

　視野検査の結果と患者さんが自覚している視野の印象が異なる理由は、いくつかありますが、まず前提としていえるのは、**視野欠損の悪化＝実感する視野の悪化ではない**ということです。

「見え方はまったく変わってないのに、視野検査の結果が悪くなっているのはなぜだろう？」

　そんな疑問を抱く人は少なくありませんが、この前提を踏まえれば、当たり前のことといえます。また、見え方が悪くなっているのに、視野検査の結果は変わらないという逆パターンもよくあります。

大切なことは、**視野欠損の進行具合について、患者さん自身の見え方で判断しない**ことです。右ページの図を見てください。100%視野がある人が5%欠けてもさほど悪化を感じませんが、10%しか視野が残っていない人が2・5%欠けると急激に見えなくなったように感じます。

後者は前者と比較して、視野欠損の進行度は半分しかないのに、実感では5倍悪化しているように感じてしまうのです。

つまり、視野の進行具合について、患者さんが**自覚症状で判断すると、初期の場合は判断が甘くなって油断につながり、後期の場合は判断が厳しくなって過剰に心配し、必要以上に焦りが募ってしまう**ことになります。

精神的ストレスが大きくなれば、日々心労が重なってうつ病を引き起こしてしまう可能性もあります。もちろん、後期の患者さんが病状について心配でならない気持ちは痛いほどわかりますが、治療を続けていく上では**冷静に現状を把握することは重要**です。

この他にも、視野検査の結果と自身の見え方とのギャップは、視野検査をする範囲の違いや両目で視野を補い合う仕組みなどによっても起こります。

チェック!

視野検査の結果で一喜一憂しない

視野検査の結果は、必ずしも悪化の一途をたどるわけではありません。検査結果は悪くなったり、よくなったりして、ばらつくのが普通です。その都度、一喜一憂するのではなく、平均を見るようにしましょう。

視野検査の結果の見方を教えてください

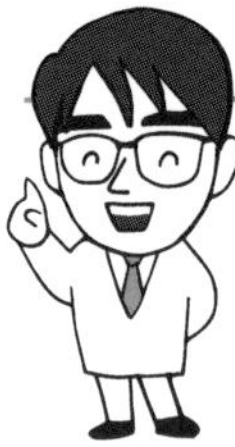

お答えしましょう!

視野全体の感度を表すMD値と残存視機能を算出したVFI、この2つの数値に注目しましょう。

■MD値と視野欠損の進行

	健常者	初期	中期	後期
MD値（dB）	0	0~-6	-6~-12	-12以下

視野欠損の進行度合（見えづらくなる）→

MD値とVFIの2つの数値が視野欠損の進行を知るポイント

自分の視野欠損の進行状態を知るためには、視野検査の結果にある**MD値**と**VFI**、2つの数値が重要な指標となります。

MD値とは、視野全体の感度を表すもので、**患者さんの年齢の平均値と比較して、どの程度視野が狭くなっているのか**を示しています。

視野の欠損がない健康な人はMD値0となり、視野が狭くなるにつれて-1、-2、-3と減少して、-30になるとほぼ見えない状態です。

概略的に段階で示すと、**-6までが初期、-12までが中期、それ以下が後期**にあたると考えてい

■視野検査の結果の見方

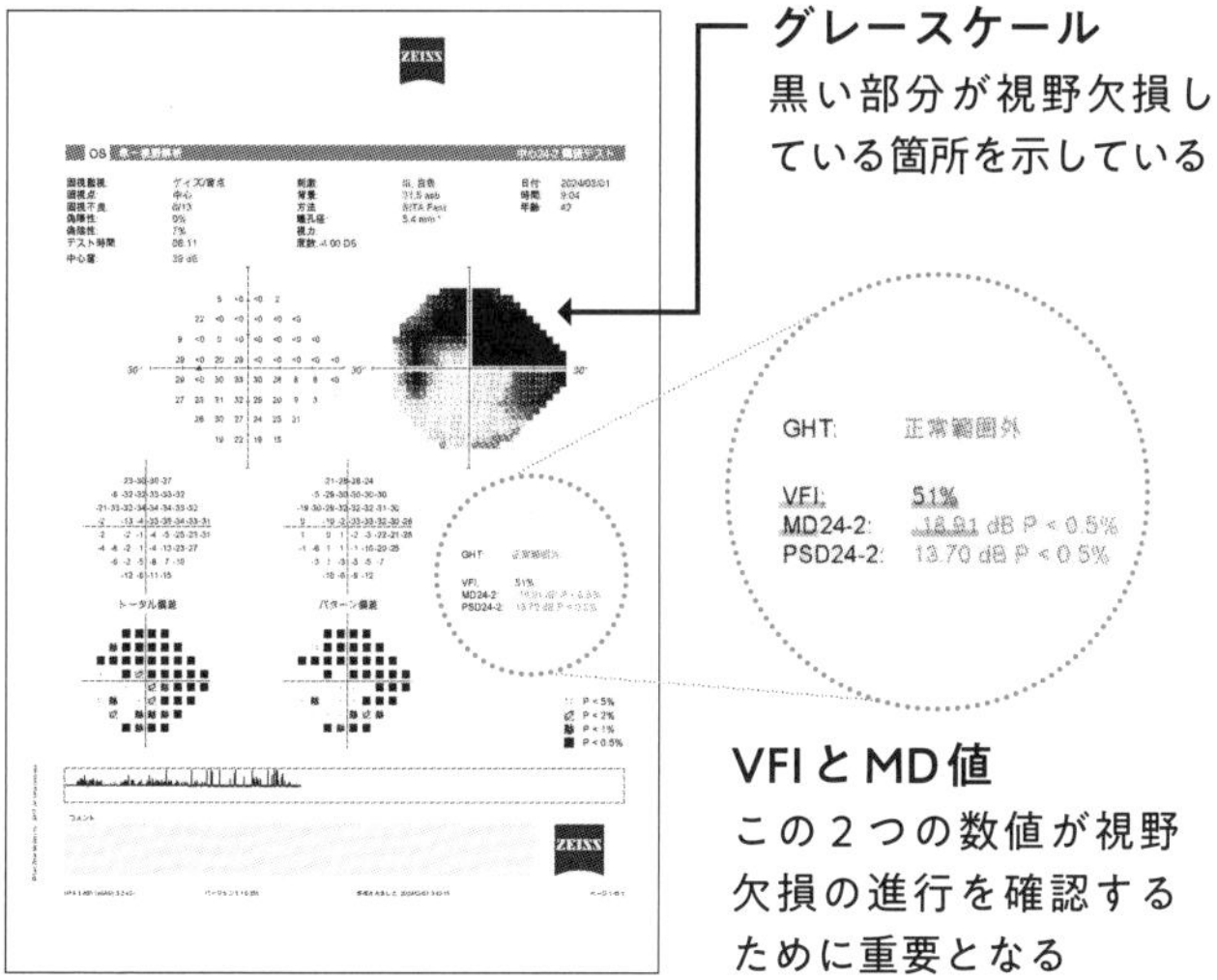
グレースケール
黒い部分が視野欠損している箇所を示している
GHT: 正常範囲外
VFI: 51%
MD24-2: -18.91 dB P < 0.5%
PSD24-2: 13.70 dB P < 0.5%
VFIとMD値
この2つの数値が視野欠損の進行を確認するために重要となる

ある後期患者の視野検査の結果。
VFIは51%、MD値は−18.91dBとなっている。

ただいてよいでしょう。

VFIとは、残存視機能を算出した数値で、**患者さんの何%の視野が見えているのか**を示しています。視野欠損のない健康な人のVFIは、100%となり、視野が狭くなるにつれて99%、98%と減少して、0になるとまったく見えない状態となります。

視野検査の結果には、視野欠損を黒く表示するグレースケールという視野表もありますが、欠損の進行状態を見るにはわかりにくいので、MD値とVFIに注目しましょう。

ここに注意!

グレースケール……半径30°以内の視野の感度分布を濃淡で表示したもので、見えづらい部分ほど暗く表示されます。

眼圧は上がっていないのに視野欠損が進んでいる気がするのですが……

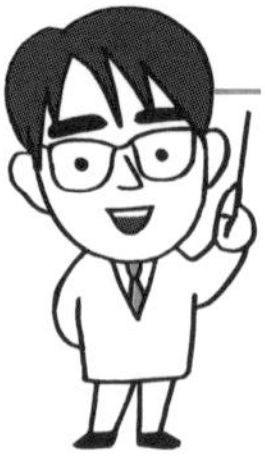

お答えしましょう!

進行が止まらないタイプ、測定時以外の眼圧が高い、眼圧が低く測定されるという3つが疑われます。

■就寝時や午前中は眼圧が高くなる傾向が

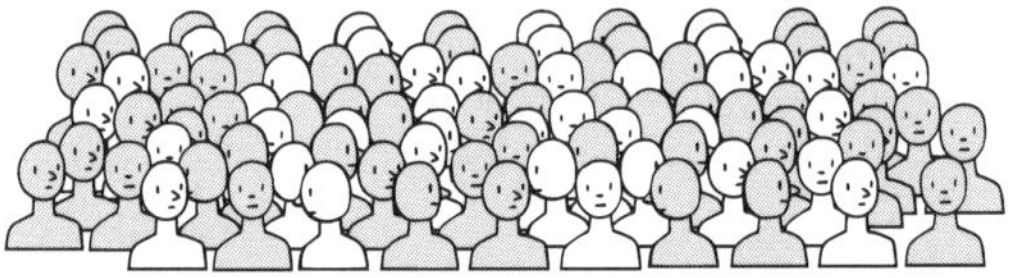

約60%の人は測定時以外の眼圧が高い!

さらに眼圧を下げる、もしくは眼圧の測定値を再チェックする

眼圧は上がっていない、もしくは下がっていているのに視野欠損が進行してしまう原因は、主に3つの理由が考えられます。

ひとつは、**端的に眼圧が下がっても視野欠損の進行が止まらないタイプ**の場合です。

くり返し申し上げているとおり、緑内障の治療は眼圧を下げることに尽きます。実際、3割程度眼圧を下げられれば、70〜80%の人の視野欠損の進行は抑えられます。しかし、残念ながら3割眼圧を下げても視野欠損が進行し続ける人は20〜30%程度いるわけです。

このタイプの場合の対処は、さらに眼圧を下げることとなり、目薬の追加、レーザー治療、手術など、より積極的な治療が検討されます。

2つめは、診療時間の眼圧測定では下がっていても、**就寝時など他の時間帯では21㎜Hg以上になっている**ことが考えられます。

実際、60％程度の人は診療時間よりその他の時間帯のほうが眼圧が高いという研究結果も報告されています。対処法としては、眼圧を24時間計測できる測定器を使って、一日の変動を確認することもあります。

3つめは、**何らかの原因で実際よりも眼圧が低く計測されているケース**が考えられます。

特に先天的に角膜が薄い人やレーシック手術によって角膜を削った人は、角膜が薄くて弱いため、眼圧検査の際に眼球が凹みやすいのです。

このような人の場合は、111ページでも触れた角膜ヒステリシスと呼ばれる角膜のクッション力を確認したり、眼圧の測定値を補正したりして本来の眼圧を算出します。角膜が薄く弱い人だけでなく、眼圧が低くても症状が進行する、医師により測定値にばらつきが出るなどのケースにも使える奥の手ともいえる方法です。

チェック!

角膜ヒステリシスとは？

角膜ヒステリシスは、空気圧などのエネルギーが当たったときの角膜の動きを測定し、角膜が反応するスピードや吸収性等を表す数値です。角膜ヒステリシスが低いと視神経が傷つきやすいことになります。角膜ヒステリシスは「次世代の眼圧」ともいえる指標です。

column 5

緑内障は遺伝するの?

「両親が緑内障ということは、私もなる?」あるいは「私が緑内障だから子どもが心配……」など緑内障の遺伝性について心配する人は多くいらっしゃいます。先祖代々からずっと緑内障患者が続くような遺伝疾患のケースも確かにありますが、稀な例です。しかし、遺伝によって緑内障を発症するリスクが高くなるのは確かですので、近親者に緑内障患者を持つ人は、早めかつ定期的な検査を受けることをおすすめします(詳しくは78〜79ページ参照)。

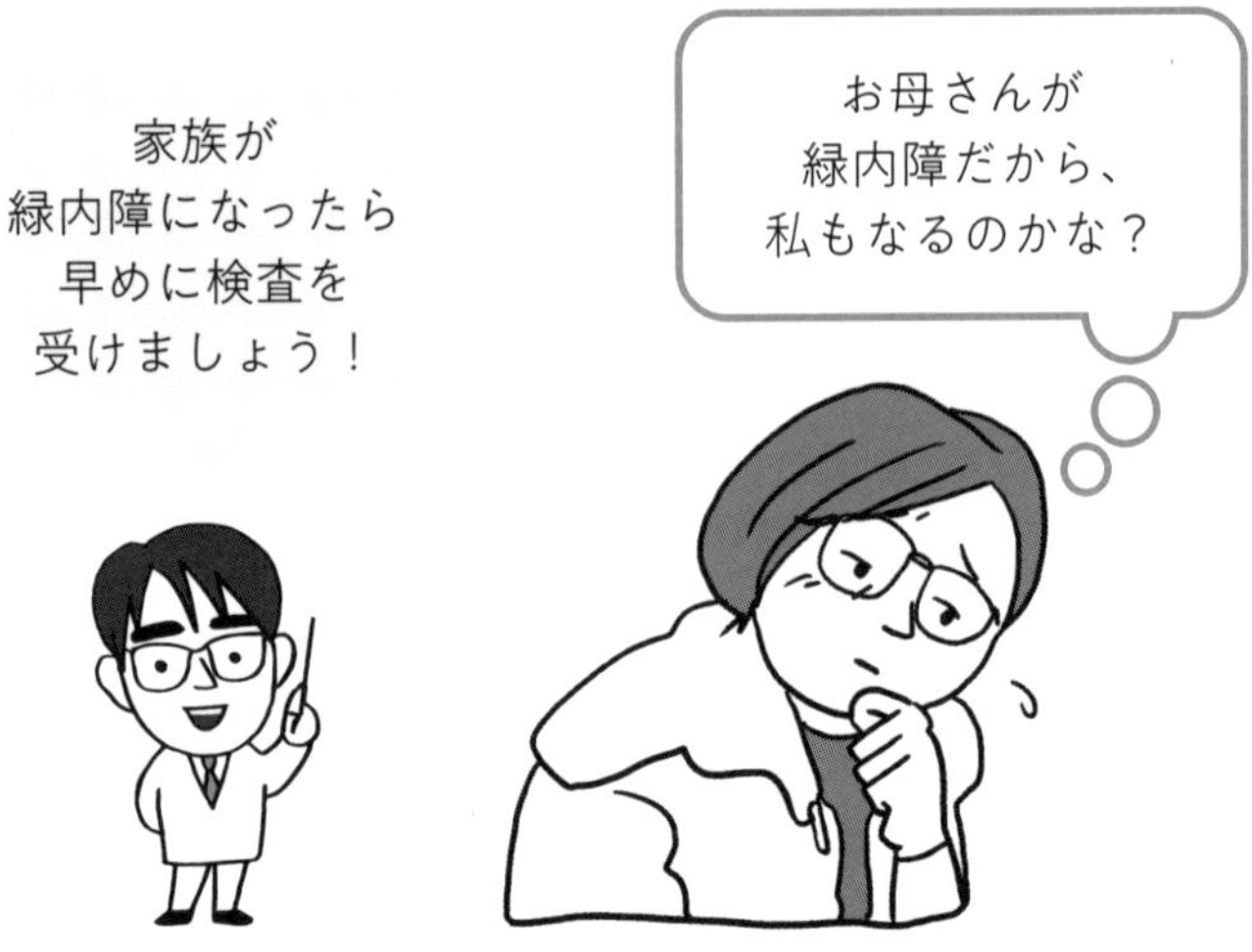
家族が
緑内障になったら
早めに検査を
受けましょう!
お母さんが
緑内障だから、
私もなるのかな?

第 5 章

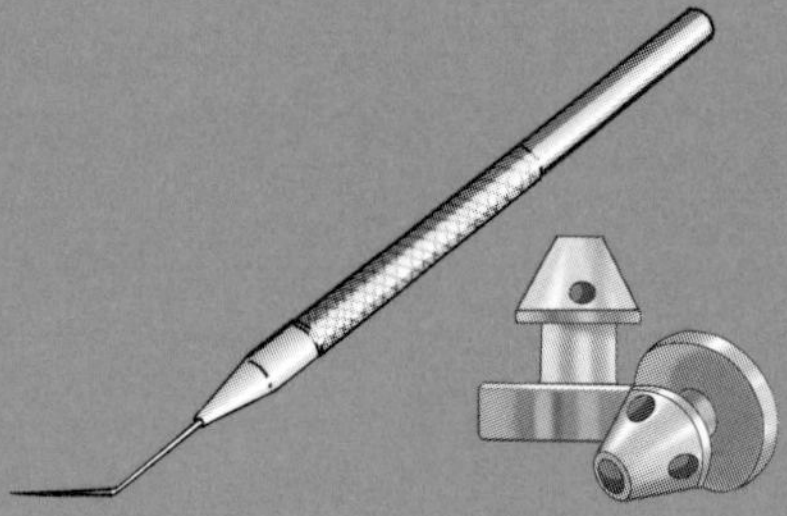

「手術しましょう」と言われたのですが……

緑内障の基本治療である目薬だけでなく、レーザー治療・手術は、どんなときに必要になる？　どんな種類がある？　などの疑問について解説します。

この章のポイントを平松先生のYouTube動画でチェック！

セカンドオピニオンについて

緑内障のレーザー治療について

緑内障の手術について

迷いがあっても医師の判断に従うべきでしょうか？

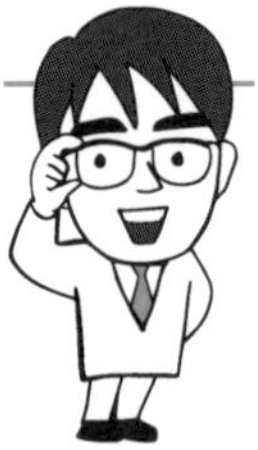

お答えしましょう!

治療は、患者さん自身が納得して受けることが大切です。迷うときは、ぜひセカンドオピニオンを!

■セカンドオピニオンのために治療名を聞いておく

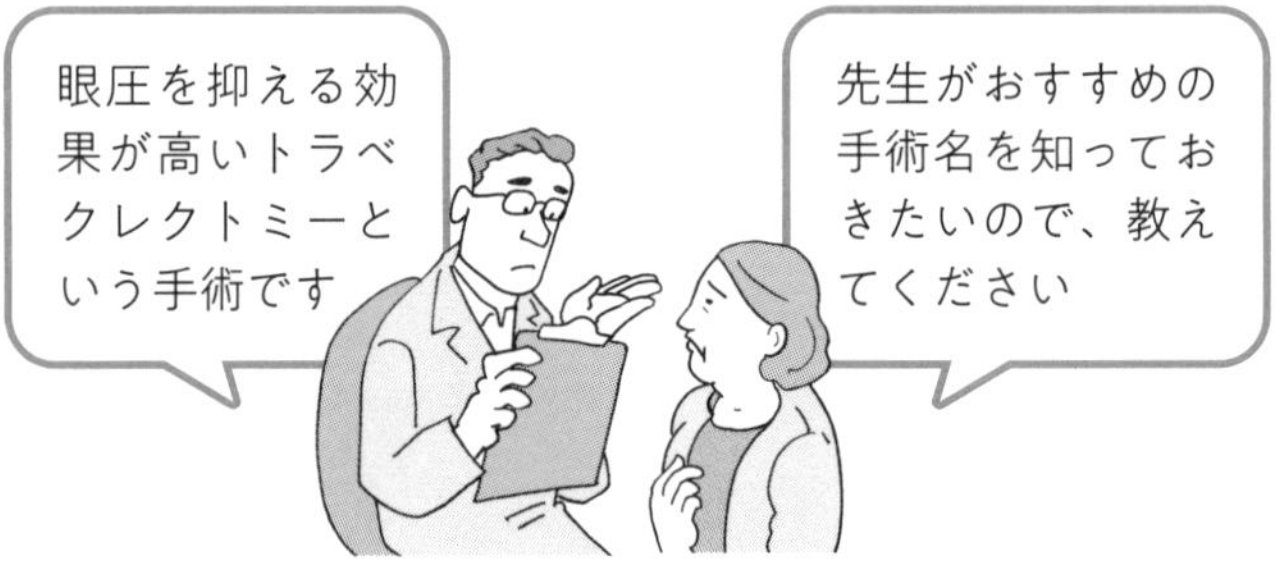
先生がおすすめの手術名を知っておきたいので、教えてください
眼圧を抑える効果が高いトラベクレクトミーという手術です

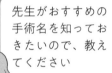

レーザー治療や手術への移行は医師によって判断が異なる

目薬による治療では、眼圧が思ったように下がらないときや、視野欠損の進行が止まらない場合には、レーザー治療や手術への移行が検討されます。しかし、レーザー治療や手術へ移行すべきかどうか、またどちらを選択するのかの判断は、医師によってかなり異なります。

この判断の違いは、各医師の見解の相違から生まれるものであって、「どの判断も間違ってはいない」ともいえます。最も大切なのは、その治療に対して患者さんが納得できているかということです。患者さんがレーザー治療や手術に納得して向き合うためには、主治医のすすめであっても、疑問を抱えたままおこなうべきではありません。

納得できない場合は、やはりセカンドオピニオンを受け、別の専門医の意見を聞くことをおすすめします。複数の専門医の意見を聞いた上で、患者さん自らが選択するのが最良の方法なのです。

「他の医師の意見を聞きたい」というと主治医が怒ったり、気分を害するのではないかと心配になる人もいらっしゃるかもしれません。そんなときは、「家族からセカンドオピニオンを聞くべきと強くいわれた」とか「引っ越す予定があるので、新居の近くの病院でも受診したい」というような方便を使えばよいでしょう。

また、セカンドオピニオンを受ける際には、**主治医からどんなレーザー治療や手術をすすめられたのかについて答えられるように治療法の名称を聞いておく**ようにしてください。

緑内障のレーザー治療や手術はたくさんの種類があるため、すすめられた治療名を正確に医師に伝えることで、セカンドオピニオンの意義が高まります。

チェック!

セカンドオピニオンの受け方

まず、主治医の治療方針を確認します。セカンドオピニオンを受ける医療機関を決めたら主治医に伝え、紹介状と検査のデータを用意してもらいます。セカンドオピニオンを受けたら、結果を主治医に報告し、その後の治療方法を相談して決めましょう。

目薬より手術をしたほうがいいのですか？

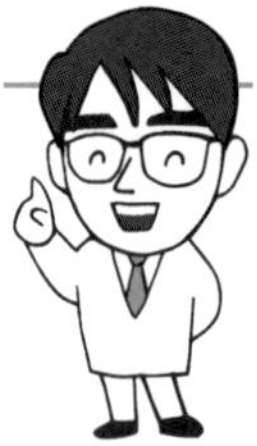

お答えしましょう！

基本の治療は目薬です。レーザー治療や手術は、目薬の効果が期待できない場合の最後の手段です。

■レーザー治療・手術はリスクをともなう

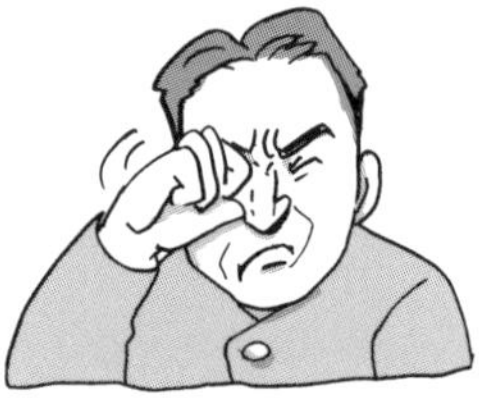

目がゴロゴロする

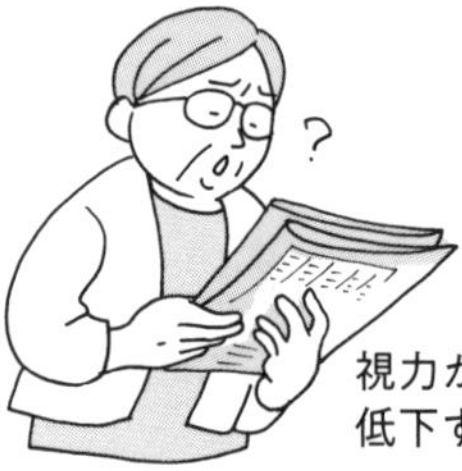

視力が低下する

目薬による治療効果が乏しいときに最終手段として手術をおこなう

原則として、緑内障の基本治療は目薬です。あくまで**手術は、目薬の効果が乏しいときや基本的な治療を続けても失明する可能性がある場合に最終手段としておこなうもの**です。

また、前提として知っておくべきこととして、**緑内障という病気は、レーザー治療や手術をしても症状が改善することはない**ということです。たとえ手術が成功しても現状維持にとどまり、症状の改善はできません。それどころか、後述するような手術によるリスクもあるため、より慎重に判断すべきです。

緑内障の目薬は、すべて眼圧を下げる目的で使われます。68ページでも解説したとおり、目薬で3割程度眼圧を下げることができれば、70〜80%の患者さんは、視野欠損の進行が抑えられます。しかし、目薬によって目標眼圧まで下がっても、視野欠損の進行が止まらない患者さんが20〜30%存在するのも事実です。

その後、新しい目薬に変更したり、追加で処方しても視野欠損の進行が止まらない場合には、目薬だけではなく、レーザー治療や手術への移行を余儀なくされるケースがあるのです。

目薬にも副作用による不調は存在しますが、**レーザー治療や手術には、はるかに大きなリスク**がともないます。**目がゴロゴロするなどの不調が生じたり、手術後に視力が低下する**こともあります。

特に視野の中心部が欠損している患者さんは、手術の影響で中心視野が少し欠けただけでも大きく視力が低下します。

それでも、**手術によって現状の視野を維持することは重要です。なぜなら今後生まれる新しい治療法に希望をつなげることができる**からです。

チェック!

未来のために
現状の視野を維持する

緑内障治療の研究は世界中で進められています。すでに再生医療や遺伝子治療の分野では、緑内障を改善するきっかけになりそうな研究結果も示されています（詳しくは156〜157ページ参照）。未来のために、いまある視野をしっかり維持することが大切です。

手術をすると眼圧は下がりますか？

レーザー治療や手術は房水の流れをよくするためにおこなう

緑内障のレーザー治療や手術には、多くの種類がありますが、それらはすべて眼圧を下げることを目的におこなわれます。

具体的にいえば、**眼球内の房水の流れをよくするために、手術によってその詰まりの原因を取り除いたり、新しい通り道をつくる**のです。

房水の詰まりを除去したり、新しい通り道ができれば、もちろん眼圧は下がります。しかし、それでも100%成功したとはいえません。

なぜなら、詰まる部分を除去したり、新しい通り道をつくっても、時間が経過するとその部分が再び塞がってしまうこともあるからです。

レーザー治療や手術によって房水の流れがよくなっても、2〜3年維持される確率は70%程度。残りの約30%の患者さんは、処置した部分が再び塞がり、眼圧が上昇してしまうのです。

レーザー治療や手術は、目の不調が生じたり、視力が低下するリスクをともないながらも症状が改善されることはなく、30%の人は術前の状態に戻ってしまいます。たとえ成功しても、現状の視野を維持できるだけでは割に合わないとついつい考えがちです。それでも**現状の視野を維持し続けることは、近い将来に新たな治療法と出会う日のために重要**であるといえます。

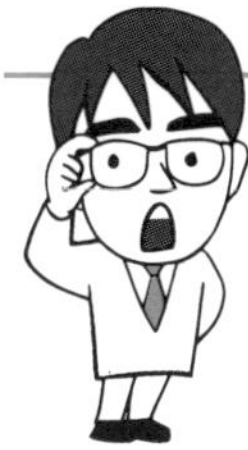

お答えしましょう!

2～3年、眼圧が下がる患者さんは70%程度ですが、現状の視野を維持するためには重要です。

■緑内障手術は洗面台に例えられる

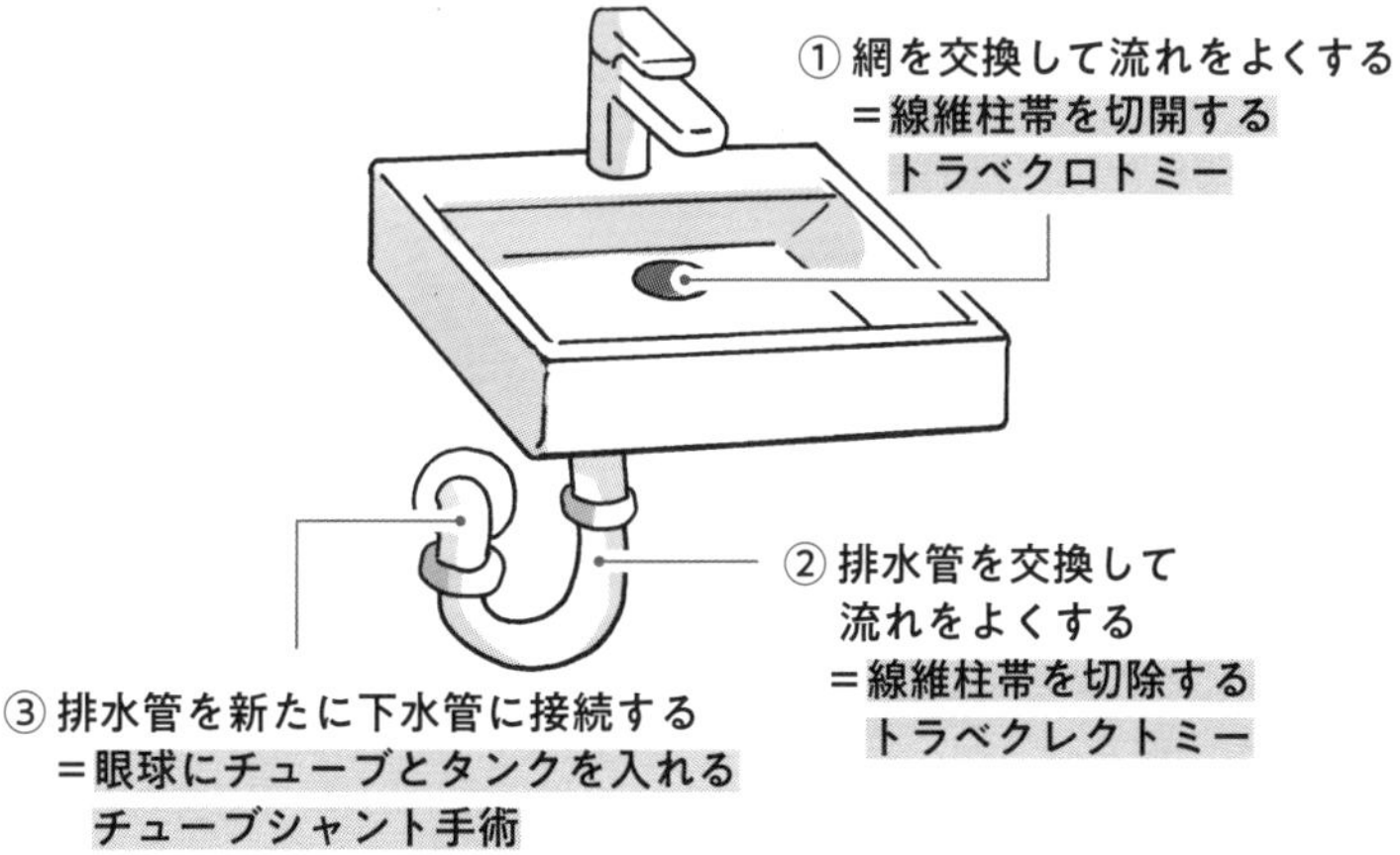

①網を交換して流れをよくする
＝線維柱帯を切開する
トラベクロトミー
②排水管を交換して
流れをよくする
＝線維柱帯を切除する
トラベクレクトミー
③排水管を新たに下水管に接続する
＝眼球にチューブとタンクを入れる
チューブシャント手術

緑内障の手術は、大きく分けて３種類あります。すべて房水の流れをよくして、眼圧を下げることが目的です（各手術の詳しい説明は、146～147ページ参照）。

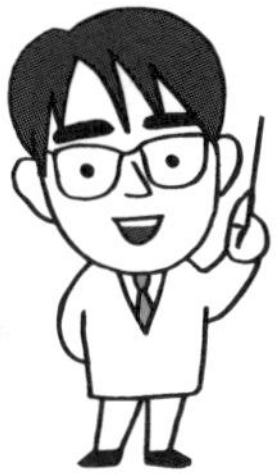

ポイント

３種類の緑内障手術……上図の①は、房水の排水口である線維柱帯を切開して詰まりを治す、②は線維柱帯を切除して新しい排水管にする、③は眼球内にチューブとタンクを設置して排水を促進する手術です。

どんなタイミングで手術をすることになるのですか？

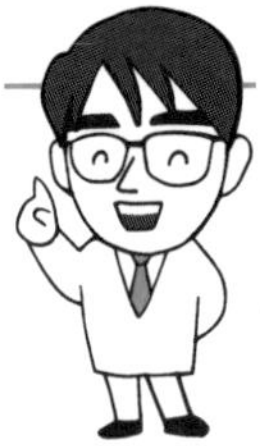

お答えしましょう！

目薬では視野欠損が止まらない、症状の進行スピードが早いなど、やむを得ない場合に手術をすすめます。

■突然、医師から手術と言われて驚くことも……

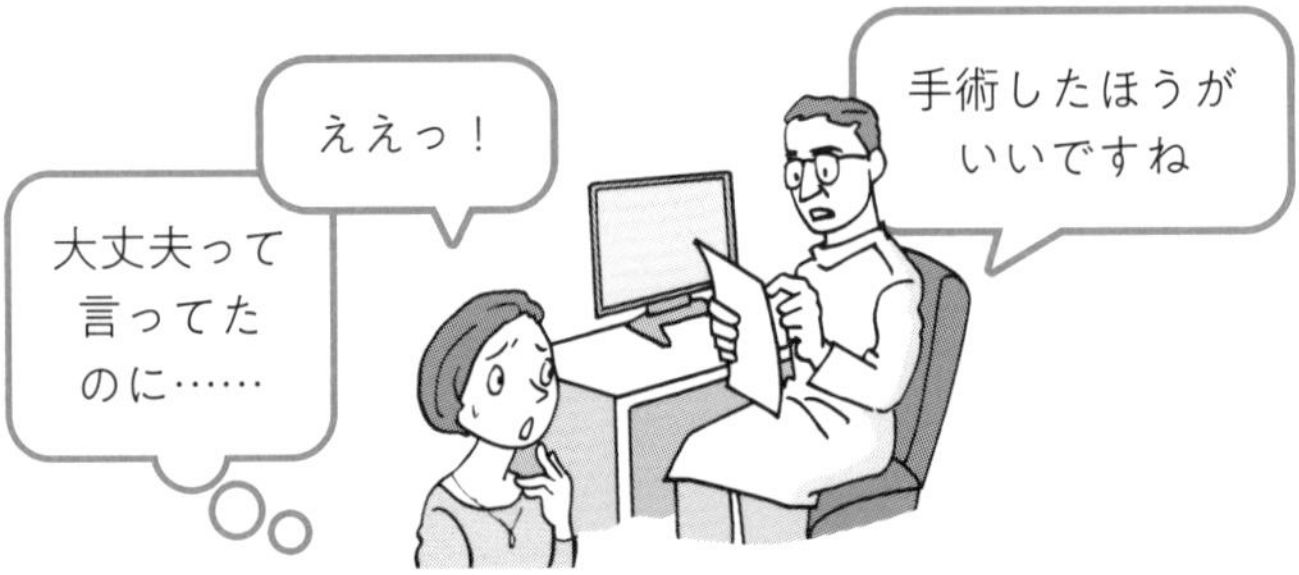
手術したほうがいいですね
ええっ！
大丈夫って言ってたのに……

医師の理想は目薬での治療を継続すること 手術は「最後の手段」

医師からレーザー治療や手術をすすめられると、多くの患者さんはとまどいます。

その原因は、患者さんからすると、突然医師が手術の話をしてきたように感じるからです。

私のもとにも、セカンドオピニオンを求める患者さんがたくさんいらっしゃいます。

みなさんからお話を聞いた印象では、多くの医師は「問題ありません」もしくは「悪くなっています」の2つのワードでしか患者さんに状況を伝えないようです。つまり、診断時における患者さんへの説明が不十分なわけです。

一口に「問題ありません」と言っても、実は「ちょっと進行しているな。いまは大丈夫でも、もう少し様子を見て手術を考えるべきかも？」などと医師が先の見通しについて考えている可能性は十分あります。

一方、医師から問題ないと言われた患者は安心してしまうわけですから、次回の通院で急に手術をすすめられると、「突然、手術の話をされるなんて……」とびっくりしてしまうのも当然です。

緑内障の基本治療は、目薬です。目薬にも副作用はあるものの、レーザー治療や手術と比較すれば、その危険性は微々たるものですので、私も含めて、ほとんどの医師はなるべく目薬での治療を継続したいと考えています。

しかし、**思うように眼圧が下がらない、眼圧が極端に高い、視野欠損の進行が止まらない、進行のスピードが早い、そもそもの状態が悪い、年齢が若いので進行を抑えたい、目薬を点眼できない体質や事情がある……**などの場合は、レーザー治療や手術をすすめることとなり、ケースによっては緊急的な処置が必要になることもあります。

チェック!

若い人が手術をすすめられる理由

10～20代の若い世代の人は、緑内障になると初期であってもレーザー治療や手術をすすめられることが多々あります。その理由は、若い人が緑内障になる場合は、房水の流れが先天的に悪いという原因があることが多いからです。

レーザー治療にはどんな種類がありますか？

レーザー治療は開放隅角緑内障と閉塞隅角緑内障で異なる

一般的な緑内障である開放隅角緑内障では、目の線維柱帯《せんいちゅうたい》（33ページ参照）にレーザーを当てて詰まりを解消して、房水の流れをよくします。現在、主流とされているのは**SLT《エスエルティー》（選択的レーザー線維柱帯形成術）**で、海外では目薬よりも評価が高く、今後は日本でも目薬に代わって基本治療となる可能性もあります。治療時間は5〜10分程度と負担が少なく、成功率は60〜70％とされ、2〜3年は効果が持続します。

同様のレーザー治療には、その他にアルゴンレーザーによるALT《エーエルティー》、マイクロパルスレーザーによるMLT《エムエルティー》などがあります。

開放隅角緑内障のレーザー治療には、**毛様体光凝固術（マイクロパルス経強膜《けいきょうまく》毛様体光凝固術）**もあります。これはレーザーによって、房水を産生する毛様体の働きを抑える治療法です。治療時間は5〜20分程度と短く、眼圧下降効果は約5㎜Hgと高いものですが、炎症による痛みが出やすく、目のピント調節機能の低下などのリスクがあり、主に最終手段として用います。

閉塞隅角緑内障の場合には、眼球の虹彩《こうさい》（33ページ参照）にレーザーを当てて穴を開け、房水の新しい通り道をつくる**LI《エルアイ》（レーザー虹彩切開術）**によって緑内障の発作を防ぎます。

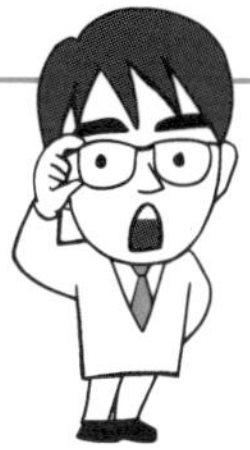

お答えしましょう！

レーザーで房水の詰まりを解消する治療が主流です。房水の新しい通り道をつくる方法もあります。

■主なレーザー治療リスト

※レーザー治療の費用は1眼あたりの目安です。病院によっても変わります

開放隅角緑内障対象		
SLT	ALT	MLT
線維柱帯にレーザーを当てて、房水の流れを促進する	線維柱帯にレーザーを当てて、房水の流れを促進する	線維柱帯にレーザーを当てて、房水の流れを促進する
治療時間は5～10分	治療時間は5～10分	治療時間は5～10分
効果は2～3年持続する	SLTよりは効果が低い	SLTよりは効果がやや低い
成功率は60～70%。眼圧の上昇、炎症などの副作用がある。目薬をさす前や効果が期待できない人などにも有効。再治療もできる	眼圧の上昇、強いレーザー光線によって組織が壊れて隅角が癒着しやすいなどの副作用がある。再治療は難しい	眼圧の上昇などの副作用がある。比較的新しい治療法

閉塞隅角緑内障対象
LI
虹彩にレーザーを当てて穴を開け、房水の流れる道をつくる
治療時間は10～20分
効果は高い
水疱性角膜症や虹彩炎などの副作用がある。虹彩と角膜が接近し、隅角が極度に狭い場合は治療不可。急性緑内障の発作は薬で眼圧を下げてから治療する

開放隅角緑内障対象
毛様体光凝固術
毛様体にレーザーを当てて、房水の産生を抑える
治療時間は5～20分
効果は高い
効果は高いが、目の痛み、炎症などの副作用が出やすい。目のピント調整機能の低下や炎症眼内炎を起こすこともあるため、経過が悪い患者に検討される

ここでご紹介しているレーザー治療は、1～3割負担の保険適用であれば、すべて1眼あたり1～3万円程度で受けることができます。

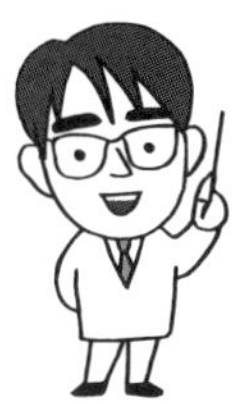

手術にはどんな種類があるのですか？

主に3種類の手術方法があり
それぞれの効果や特性によって使い分ける

緑内障の手術は、主に3種類に分類されます。基本となる手術は、最も効果が高い**トラベクレクトミー（線維柱帯切除術）**です。このトラベクレクトミーは、房水の排水口となる線維柱帯を切開する手術です。

手術時間は20～60分で、3年間効果が持続する患者さんが70％強といわれています。術後に、管理入院が必要になることもあります。

また、術後に目が見えにくくなったり、視野が欠損するリスクもあり、定期的な経過観察が必要です。さらに術後は**コンタクトレンズの使用が不可能になるデメリット**もあります。

緑内障の症状が軽めの患者さんには、**トラベクロトミー（線維柱帯切開術）**が多く用いられます。**効果はトラベクレクトミーよりも限定的ですが、70％の人は効果が約3年間持続する**とされています。術後の制約やリスクがあまりなく、手術時間は30分程度で日帰りも可能です。ただし、必ず出血をともない、大量出血すると視力が低下するリスクもあります。

チューブシャント手術（インプラント手術）は、トラベクレクトミーやトラベクロトミーの治療効果が芳しくなかったり、他の目の病気が引き起こす緑内障の場合などに用いられます。

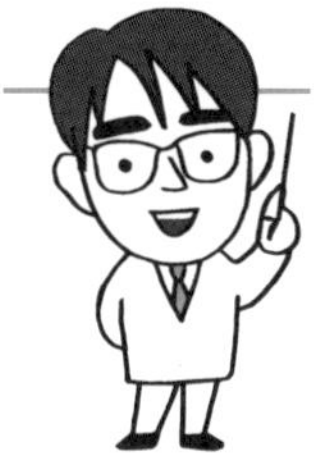

お答えしましょう!

線維柱帯を切開して房水の詰まりを解消する手術、切除して新しい通り道をつくる手術などがあります。

■主な手術リスト

※レーザー治療の費用は1眼あたりの目安です。病院によっても変わります

線維柱帯切開術
トラベクロトミー
線維柱帯を切開して房水の通り道をつくる
治療時間は約30分
効果がやや低い
3割負担の保険適用で6万円程度。出血、白内障、視力低下、感染症などの副作用がある。約70%の人が約3年間効果が持続する。術後に出血や眼圧上昇があるが、リスクも少なく生活上の制約も少ない

線維柱帯切除術	
アルコンエクスプレス®	トラベクレクトミー
眼球にステンレス製のチューブを入れて房水の通り道をつくる	虹彩と強膜に穴を開け、房水の新しい排水口をつくる
治療時間は30~60分	治療時間は20~60分
効果はトラベクレクトミーよりやや低い	最も効果は高い
3割負担の保険適用で10万5千円程度。出血、乱視、視力低下、感染症などの副作用がある。コンタクトレンズは使用不可。手術できる施設が限られる	3割負担の保険適用で7万5千円程度。目がゴロゴロする、出血、乱視、視力低下、感染症などの副作用がある。コンタクトレンズは使用不可

チューブシャント手術
アーメド、バルベルト
眼球にチューブとプレート(穴の開いたタンク)を埋め込んで房水を流す
治療時間は約30~60分
効果はトラベクレクトミーよりやや低い
3割負担で13万5千円程度。目がゴロゴロする、出血、視力低下、感染症などの副作用がある。手術できる施設が限られる

MIGS(低侵襲緑内障手術)	
iStent®、iStent inject®W	マイクロフック
房水を静脈に流すシュレム管にチューブを埋め込んで排水を促す	専用器具を使って角膜を切開し線維柱帯を切る
治療時間は約10分	治療時間は約10分
効果はトラベクロトミーより低い	効果はトラベクロトミーより低い
3割負担で8万4千円程度。出血や副作用のリスクは低い。約70%の人が約5年間効果が持続する。白内障手術と同時におこなうと保険適用に	3割負担で4万5千円程度。出血や副作用のリスクは低い。約70%の人が約5年間効果が持続する。白内障手術と同時におこなうと保険適用に

MIGS（低侵襲緑内障手術）という手術について詳しく教えてください

簡易でリスクが小さいMIGS 最終手段のチューブシャント手術

MIGS《ミグス》（低侵襲緑内障手術）は、トラベクロトミーの一種で手術時間は約10分、日帰りも可能な最新の治療方法です。目への負担が少なく、ダメージを受けるリスクも小さい手術です。

一般的なトラベクロトミーの手術よりも眼圧を下げる効果は低いものの、**約70%の患者さんは約5年間効果が持続する**とされています。

MIGSには、専用の器具で角膜を切開し、線維柱帯を切る**マイクロフック**、房水の排出口にあるシュレム管にチタン製のチューブを埋め込む**iStent《アイステント》 inject《インジェクト》® W**があります。またMIGSは、**白内障手術と同時におこなえば保険適用になるというメリット**もあります。

チューブシャント手術は、MIGSや一般的なトラベクロトミーでは効果が見られないときにおこなわれる最終手段の手術です。極小のチューブの先端にプレートと呼ばれる穴の開いたタンクがついた器具を眼球の中に設置し、房水の排出を促します。また、**アルコン エクスプレス®**と呼ばれる最新の手術は、ステンレス製のチューブを眼球の中に埋め込みますが、トラベクレクトミーと同じような治療法です。

チューブシャント手術は、比較的大きな設備が必要なため、実施できる施設は限定されます。

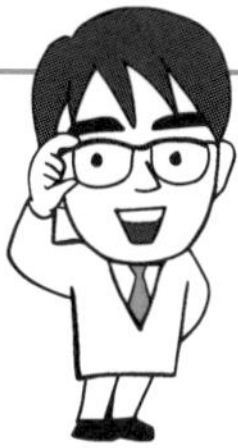

お答えしましょう！

房水の詰まりを解消する低リスクで簡単な手術です。白内障手術と併用すると保険適用になります。

■代表的な2つのMIGS

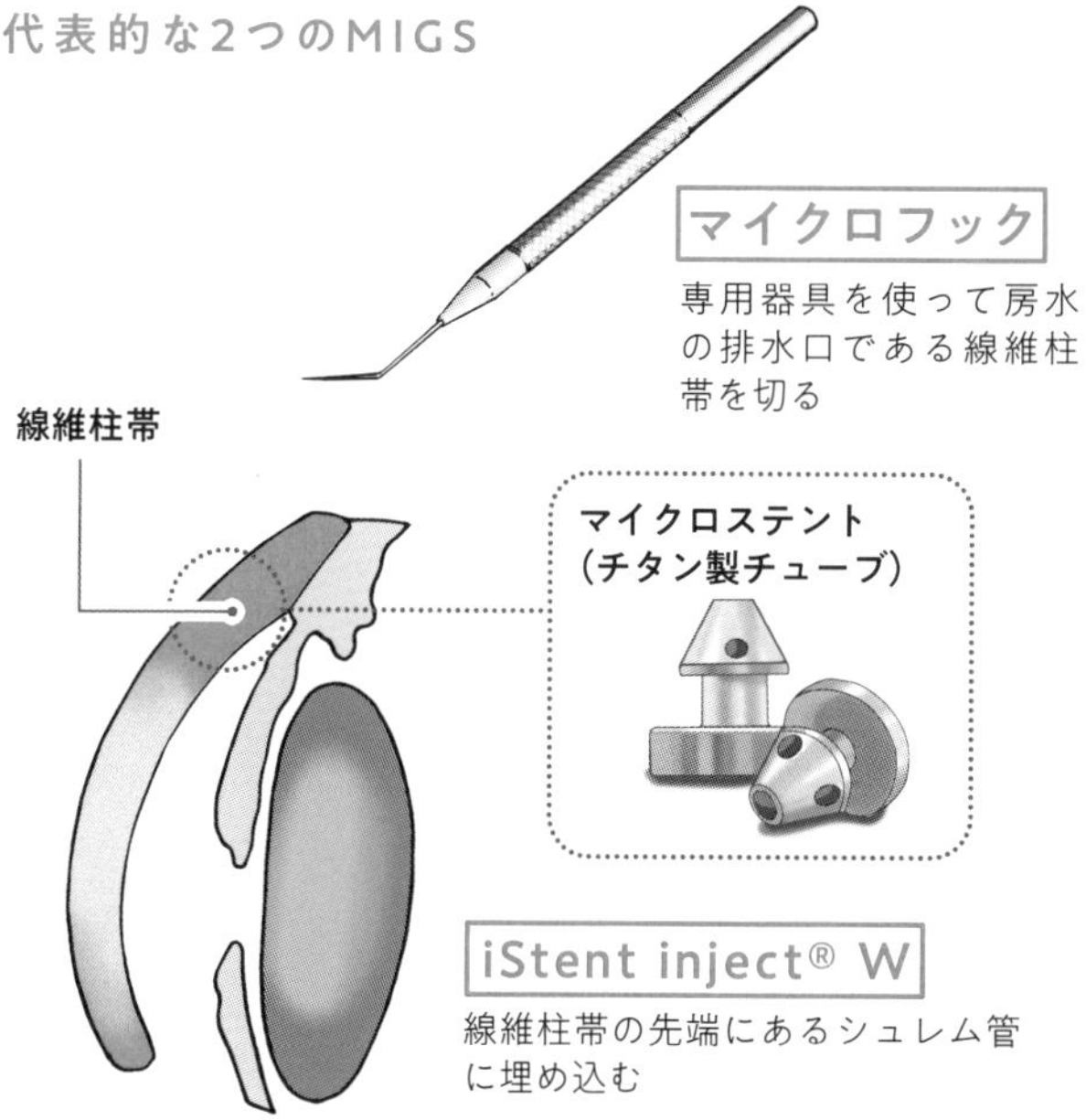

マイクロフック
専用器具を使って房水の排水口である線維柱帯を切る
線維柱帯
マイクロステント
（チタン製チューブ）
iStent inject® W
線維柱帯の先端にあるシュレム管に埋め込む

チェック！

チューブシャント手術には2種類ある

バルベルトという手術は長いチューブとプレート（穴の開いたタンク）を設置します。大掛かりな手術ですが、高い効果が得られます。もうひとつのアーメドはバルベルトよりも簡易で、少し効果は低くなりますが、手術が簡便です。

なぜか白内障の手術をすすめられたのですが……

白内障手術によって緑内障のリスクも低くなる

緑内障を患っているのに、病院で白内障の手術をすすめられて驚く人は少なくありません。

白内障は、目のレンズの役割を果たしている水晶体が文字通り白く濁ることで視力が低下し、目が見えにくくなる病気です。80代になるとほぼすべての人が罹患しますが、手術によって確実に治せるので、医療先進国の日本ではもはや怖い病気ではありません。

白内障の手術では、白く濁った水晶体を砕いてかき出し、人工のレンズに交換するのですが、実は、この**白内障手術は緑内障の治療にも好影響を与える**のです。

水晶体と比較すると、人工のレンズは厚さが薄いため、水晶体と交換すると眼球内のスペースに余裕が生まれます。その分、**房水の流れがスムーズになることで眼圧が下がる**のです。

特にメリットが大きいのは閉塞隅角緑内障の患者さんです。白内障の手術によって眼球内のスペースが広がることで、眼圧が急激に上昇して発作が起こるリスクをかなり低減できます。

眼球内のスペースに余裕が出ることで、眼圧が下がり、視神経を傷つける負荷が小さくなるため視野欠損の進行リスクを抑えられるので、開放隅角緑内障にもメリットがあります。

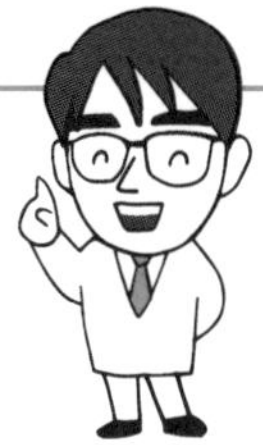

お答えしましょう!

白内障手術は緑内障にも好影響を与えます。特に閉塞隅角緑内障の場合は、大きなメリットがあります。

■なぜ白内障手術をすると眼圧が下がる?

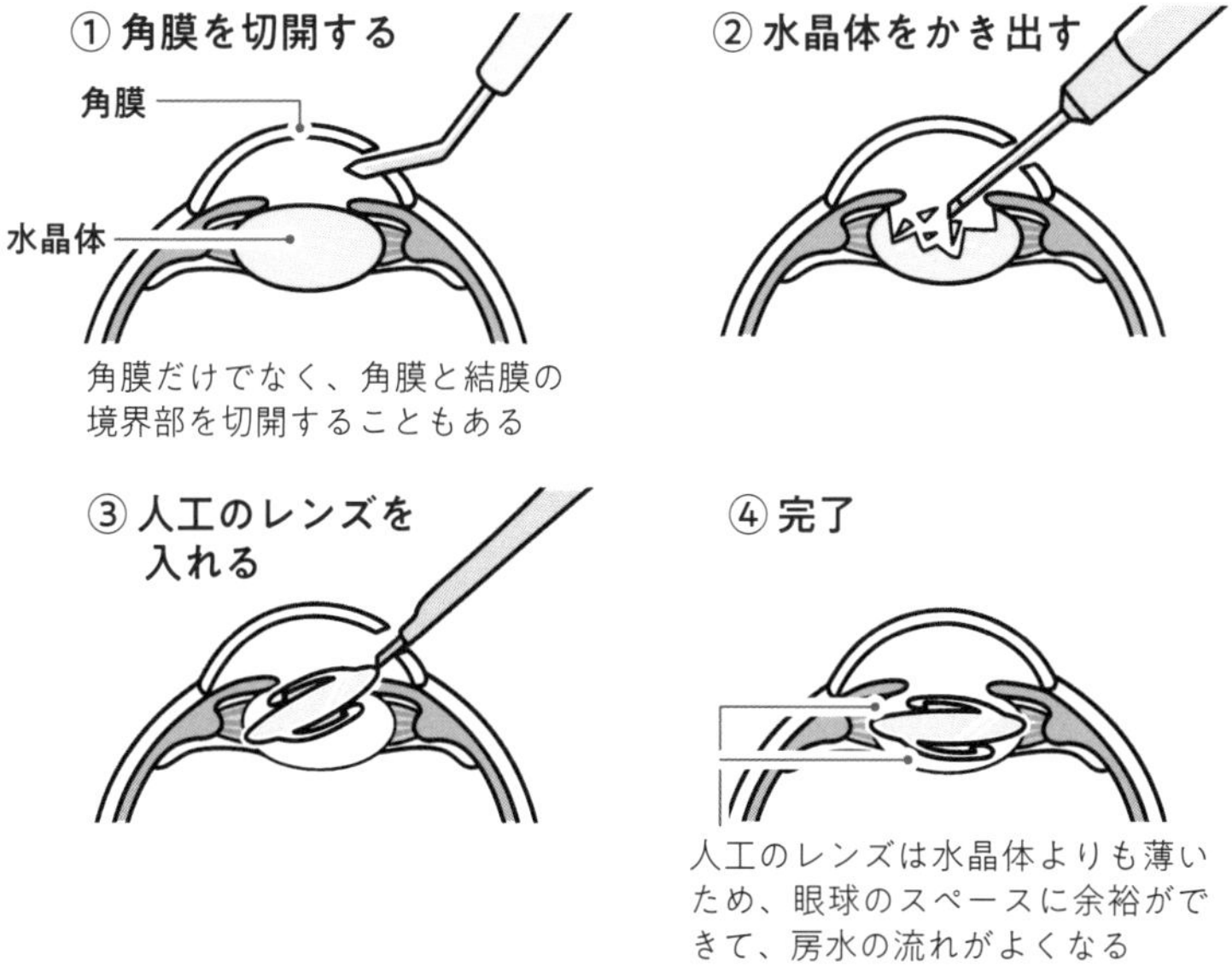

① 角膜を切開する
角膜
水晶体
角膜だけでなく、角膜と結膜の境界部を切開することもある
② 水晶体をかき出す
③ 人工のレンズを入れる
④ 完了
人工のレンズは水晶体よりも薄いため、眼球のスペースに余裕ができて、房水の流れがよくなる

チェック!

白内障の原因とは?

白内障は、水晶体を形成するクリスタリンというたんぱく質が活性酸素によって変性し、白く濁ることで目が見えにくくなる病気です。主な原因は加齢ですが、糖尿病やぶどう膜炎、ステロイドの使用などによっても発症します。

白内障や老眼を併発している場合はどんな治療がおこなわれますか？

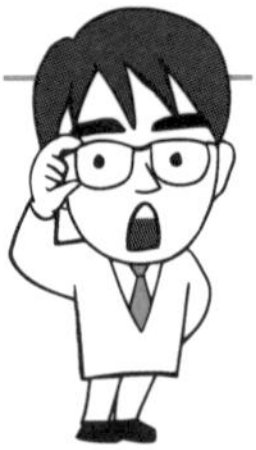

お答えしましょう！

老眼は問題ありません。白内障の手術の場合は、将来、緑内障の手術をする可能性を考慮してください。

■目の不調を安易に老眼のせいにしない

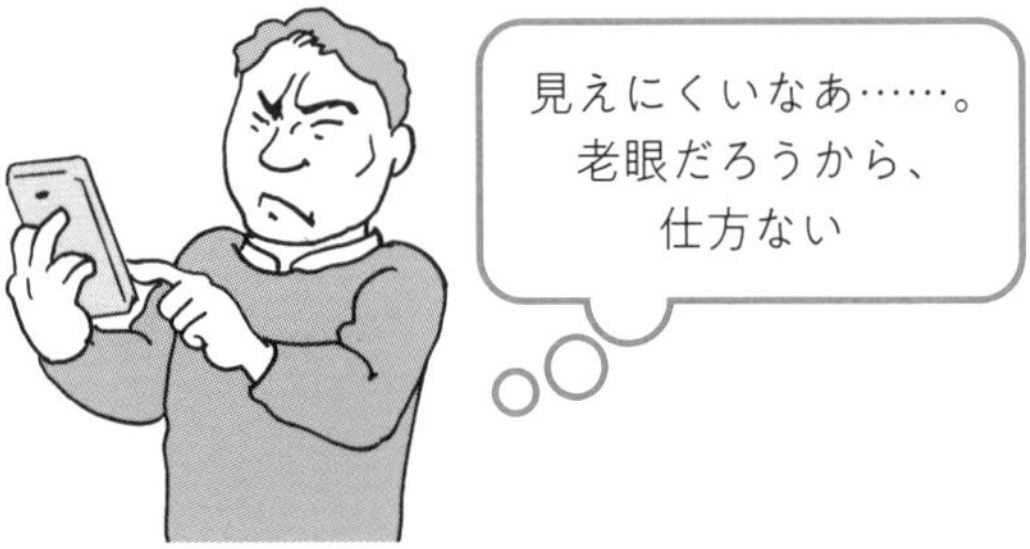

白内障は手術のときに注意が必要
安易に老眼のせいにしないことも大切

白内障については、ポイントが2つあります。

ひとつは、白内障の手術をする場合に、**将来おこなう可能性がある緑内障手術について考慮するかどうか**です。それによって、どのような手術をするのかという治療方針が変わります。

将来、緑内障の手術をすることを想定すると、白目の部分である結膜にメスを入れずに白内障手術をすることになります。結膜にダメージを与えないほうが、緑内障手術をおこなう際には都合がいいからです。

しかし、白内障の手術をする医師が、将来おこなうかもしれない緑内障手術の可能性を考えない場合もあります。

この点については、医師の判断によるので、**患者さんは自分の気持ちを率直に伝え、医師の考えを確認したほうがよい**でしょう。

もうひとつは、148ページで解説したMIGS（低侵襲緑内障手術）についてです。**MIGSは、白内障手術を同時におこなうことで保険適用になるだけでなく、あらかじめ房水の流れを詰まりにくくすることで将来的な緑内障リスクを低減する**ことができます。

ただし、MIGSの詳細については緑内障の専門医であれば認識しているものの、主に白内障を中心に治療している眼科医の中には、MIGSを検討せずに単独の白内障手術をしてしまう人も少なくないので注意が必要です。

老眼については、緑内障の治療には特に影響はありません。ただし、**見づらさなどを感じても「老眼だから……」とスルーしてしまうのは要注意**です。

緑内障や加齢黄斑変性など、放置すると失明する病気が隠れている場合もあるので、不調を感じたら早めに眼科を受診しましょう。

チェック！

なぜ結膜を切らないほうがいい？

白内障手術の切開方法は、結膜からメスを入れて角膜・強膜を切る強角膜切開、角膜だけを小さく切る角膜切開があります。緑内障の人は角膜切開により、結膜・強膜を温存することで、その後トラベクレクトミー（146ページ参照）がおこないやすくなります。

術後、気をつけることはありますか？

レーザー治療後は普段どおりでOK 手術後は特に感染症に注意

緑内障の術後については、レーザー治療では特に注意は必要ありませんが、手術の場合は、術後の生活習慣の送り方に注意が必要です。

第一に重要なのは、**感染症対策**です。

術後は、どうしても目にバイ菌が侵入しやすくなります。違和感やかゆみなどが生じても、**最低3日間は絶対に目に触れない**ようにしてください。また、ガーデニングなどでの土いじりや子どもを砂場で遊ばせるときなどは、**防護眼鏡などを装着して、土や砂、小石などから目をガード**しましょう。

もちろん、目薬を点眼する際には、必ず手をよく洗ってください（術後の一定期間、目薬の点眼が中止になる場合もあります）。

入浴時にも注意が必要です。ただし、注意事項や禁忌の日数は、医師によって指示が異なります。以下は、私独自の見解です。

術後の習慣は術式によって異なりますが、術後1～2日間は入浴を控えましょう。また、湯に浸かるのは1～3日間、洗顔・洗髪は1～7日間ほど控えたほうがよいでしょう。また、**目や目の周りを押すこともやめて**ください。眼圧に悪影響を及ぼすと術後の経過が悪くなる可能性があります。

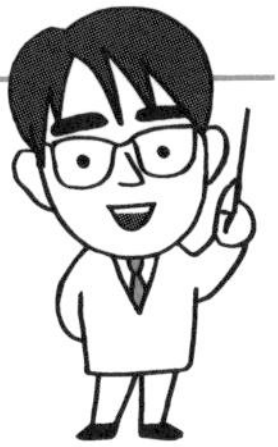

お答えしましょう！

目に触れない、目への混入物を避ける、入浴・洗顔・洗髪を控えるなど、いくつか注意点があります。

■手術後に気をつけること

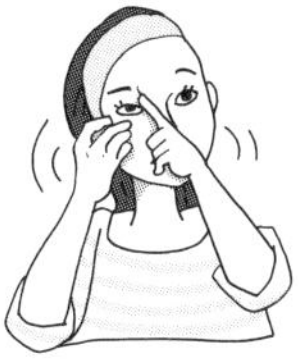

目や目の周りを押さない

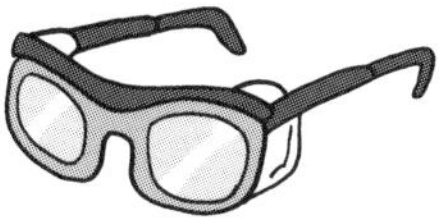

土や砂、小石などが混入するリスクがあるときは防護眼鏡をつける

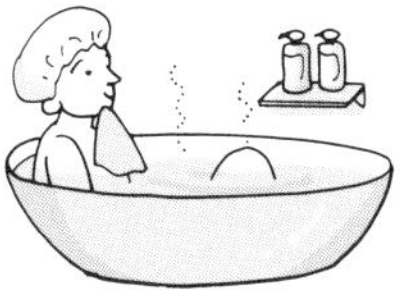

一定期間は、入浴・洗顔・洗髪を控える

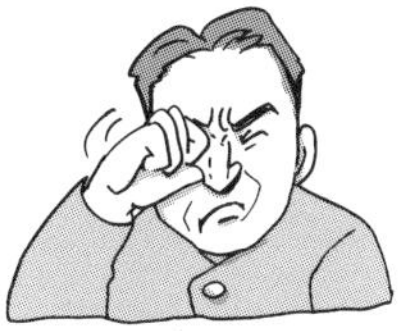

目に触れない

※手術後の飲食、テレビやスマホ、パソコンの使用は特に制限はない。
ただし、目に疲れを感じたら無理をせずに休むこと

チェック！

術後に起こる感染症とは？

細菌や真菌、ウイルスなどが手術の傷跡から侵入すると、ぶどう膜炎のひとつである感染性眼内炎を引き起こします。目の充血や痛み、急激な視力低下、最悪の場合は失明するリスクもあります。ぶどう膜は血流が活発なので他の臓器に発症した感染症が目に波及することもあります。

将来、手術によって緑内障が治ることはあるでしょうか？

再生医療や遺伝子治療など緑内障を治すための研究は続いている

くり返し申し上げてきたとおり、現代医療においては、緑内障は現状維持するだけで、改善や完治は不可能な病気です。

しかし、いまこの瞬間も世界の研究者たちは、一生懸命緑内障の治療法の開発に向き合い続けています。実際、人類の医学の進歩は、次々と不可能を可能にしてきた歴史があります。

いまは、緑内障を完治させることが不可能でも、近い将来、手術によって緑内障を治すことは、必ずできるようになると私は信じています。

数年では無理かもしれませんが、10年後の未来には実現されているかもしれません。

たとえば、再生医療の分野では、ダメージを受けた**視神経を再生することは動物実験においてすでに成功**しています。また、網膜色素変性症では、患者の体細胞からiPS細胞を培養し、シート状にして網膜下に埋め込むことで視力が改善した成功例もあります。

遺伝子治療の分野では、**神経細胞の増殖を促進する物質を利用して、視神経が死滅しにくいようにする研究**なども進んでいます。

近い将来、これらの研究が結実する日を信じ、**いまある視野を保存するための治療をしっかりおこなうことに大きな意味がある**のです。

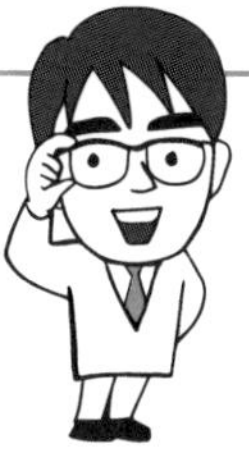

お答えしましょう!

緑内障治療の研究は、世界中で進められています。将来、緑内障は完治できるようになると私は信じています。

■iPS細胞で網膜色素変性症患者の視力を改善!

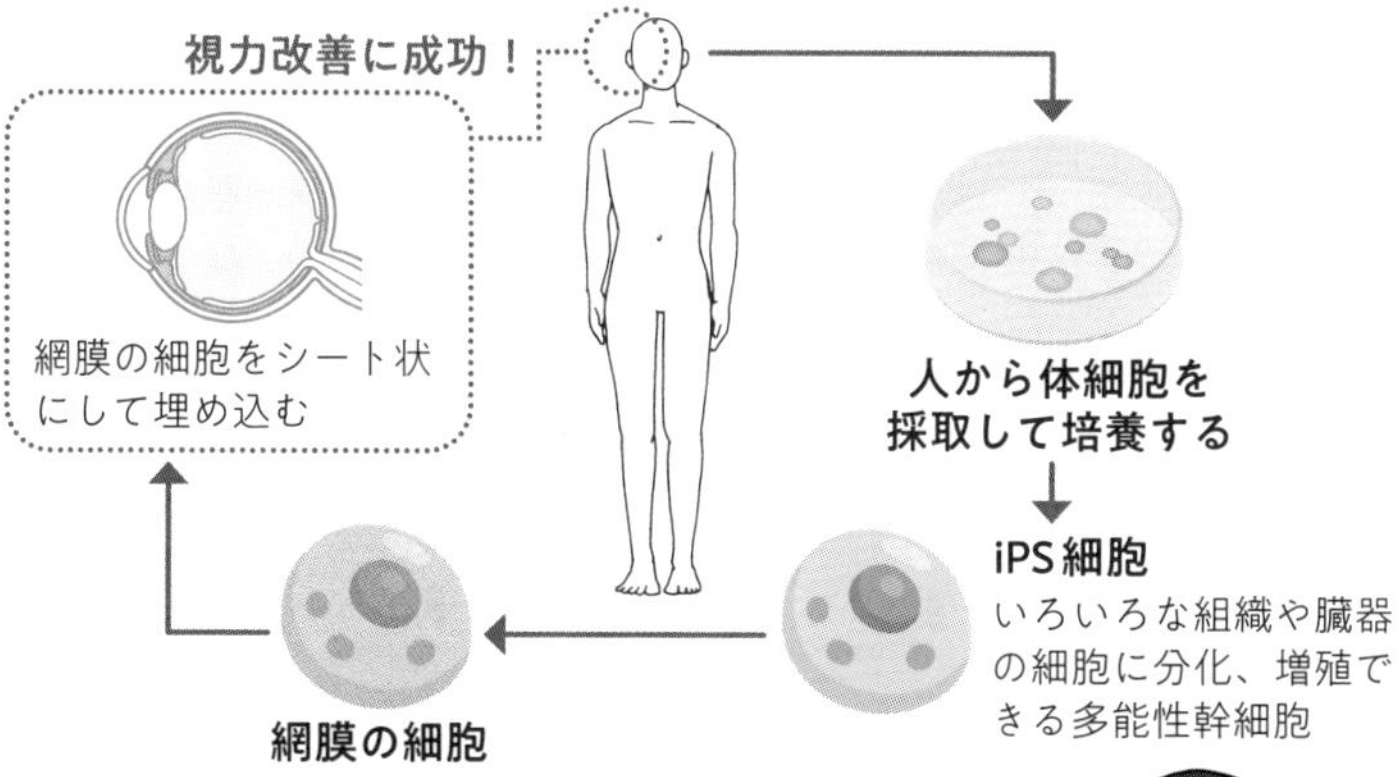

視力改善に成功!
網膜の細胞をシート状にして埋め込む
人から体細胞を採取して培養する
iPS細胞
いろいろな組織や臓器の細胞に分化、増殖できる多能性幹細胞
網膜の細胞

網膜色素変性症では、すでに再生医療の成功例があります。視神経の再生は、構造上網膜より難しいのですが、決して夢ではありません!

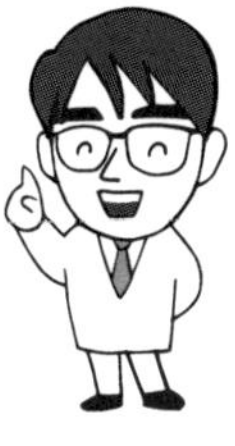

チェック!

他人の細胞によるiPS細胞も使用できる

患者自身の細胞を採取・培養し、移植するためには膨大な時間とコストがかかります。しかし、他人の細胞から培養・ストックされた拒絶反応リスクの低いiPS細胞を使用した角膜上皮シートでも、移植の成功例が報告されています。

おわりに

画期的な治療法の確立を信じて「いま」をがんばろう

最後までお読みいただき、深く感謝申し上げます。

読者のみなさんの中には、すでに本を読むのがつらいほど視野欠損が進行している方もいらっしゃると思います。なるべく文字は大きく読みやすく……を心がけたのですが、一部のページには、どうしても割愛できない重要な情報を詰め込んだ結果として、みなさんが読みにくいところもあったかもしれません。行き届かなかった点があれば、お詫び申し上げます。

私が配信しているＹｏｕＴｕｂｅ動画でもよくお話しししていることですが、緑内障の治療を続ける場合には、**この病気について「知る」ことがとても重要**です。積極的に情報収集する人は、治療効果が上がることは本編でも書きました。

本書を手にとっていただいたみなさんは、緑内障とその治療について深く知りたいと思っている方ばかりですから、きっと治療効果は大きくなったはずです。

どうか希望をもって、日々の治療に励んでいただけたらうれしく思います。

現代の医療では、この病気で失われた視野を取り戻すことはできませんが、**近い将来、必ず画期的な治療法が確立されるはずです。**

その日を迎えるために大切な「いま」を一緒にがんばっていきましょう。

みなさんの幸福なる未来を祈りつつ、ペンを置かせていただきます。

ありがとうございました。

著者：平松 類(ひらまつ・るい)
眼科医／医学博士。愛知県田原市生まれ。二本松眼科病院副院長。受診を希望する人は北海道から沖縄まで全国に及ぶ。専門知識がなくてもわかる歯切れのよい解説が好評でメディアの出演が絶えない。NHK「あさイチ」、TBSテレビ「ジョブチューン」、フジテレビ「バイキング」、テレビ朝日「林修の今でしょ！講座」、テレビ東京「主治医が見つかる診療所」、TBSラジオ「生島ヒロシのおはよう一直線」、「読売新聞」、「日本経済新聞」、「毎日新聞」、「週刊文春」、「週刊現代」、「文藝春秋」、「女性セブン」などでコメント・出演・執筆等を行う。Yahoo!ニュースの眼科医としては唯一の公式コメンテーター。YouTubeチャンネル「眼科医平松類」は24万人以上の登録者数で、最新情報を発信中。
著書は『1日3分見るだけでぐんぐん目がよくなる！ガボール・アイ』『老人の取扱説明書』『認知症の取扱説明書』（以上、SBクリエイティブ）、『老眼のウソ』『その白内障手術、待った！』（以上、時事通信社）、『自分でできる！人生が変わる緑内障の新常識』（ライフサイエンス出版）など多数。

［イラスト］
●P15　カレンダー　よっと／PIXTA(ピクスタ)　●P19・P32・P47・P78・P115・P157　目の構造　K.Nakano／PIXTA(ピクスタ)　●P75　野菜　Michiko Design／PIXTA(ピクスタ)　●P109　正視・近視　NENTA／PIXTA(ピクスタ)　●P151　レーシック手術　K.Nakano／PIXTA(ピクスタ)　●P157　シャーレ　kisasage／PIXTA(ピクスタ)　●P157　細胞　あくあ／PIXTA(ピクスタ)

眼圧を下げるには？　失明を避けるには？
緑内障について平松類先生に聞いてみた

2024年6月4日　第1刷発行
2024年8月9日　第2刷発行

著　者　　平松　類
発行人　　土屋　徹
編集人　　滝口勝弘
編集担当　神山光伸
発行所　　株式会社Gakken
　　　　　〒141-8416　東京都品川区西五反田2-11-8
印刷所　　中央精版印刷株式会社

●この本に関する各種お問い合わせ先
本の内容については、下記サイトのお問い合わせフォームよりお願いします。
https://www.corp-gakken.co.jp/contact/
在庫については　Tel 03-6431-1250（販売部）
不良品（落丁、乱丁）については　Tel 0570-000577
学研業務センター　〒354-0045 埼玉県入間郡三芳町上富279-1
上記以外のお問い合わせは　Tel 0570-056-710（学研グループ総合案内）